《消化病专家李增烈细说消化病》丛书

肝胆胰常见病

李增烈　著

U0322950

陕西新华出版传媒集团

陕西科学技术出版社

图书在版编目（CIP）数据

肝胆胰常见病 / 李增烈著 .—西安：陕西科学技术
出版社,2016.4

（消化病专家李增烈细说消化病丛书）

ISBN 978-7-5369-6644-4

Ⅰ.①肝… Ⅱ.①李… Ⅲ.①肝疾病－诊疗②胆
道疾病－诊疗③胰腺疾病－诊疗 Ⅳ.① R57

中国版本图书馆 CIP 数据核字（2015）第 320702 号

《消化病专家李增烈细说消化病》丛书

肝胆胰常见病

出 版 者	陕西新华出版传媒集团　陕西科学技术出版社
	西安北大街 131 号　邮编 710003
	电话 (029)87211894　传真 (029)87218236
	http://www.snstp.com
发 行 者	陕西新华出版传媒集团　陕西科学技术出版社
	电话 (029) 87212206　87260001
印　　刷	陕西金德佳印务有限公司
规　　格	710mm×1000mm　16 开本
印　　张	9.75
字　　数	166 千字
版　　次	2016 年 4 月第 1 版
	2016 年 4 月第 1 次印刷
书　　号	ISBN 978-7-5369-6644-4
定　　价	25.80 元

版权所有　翻印必究

（如有印装质量问题，请与我社发行部联系调换）

序

　　11 年前我写的《拨打消化健康热线：专家和您面对面》，自出版就深受读者的欢迎喜爱。时代在发展，医学在进步，疾病也在发生着变化。11 年前的知识已不能完全适应现代的要求，所以重新编写一套丛书，内容上力求删旧补新，更注重实用的原则，并按疾病系统改为分册，以便读者更有针对性地选择、购买，携带方便。

　　"看病难"，是患者切身感受，令医生有苦难言。这种"难"虽有多方面、多层次的原因，其中医患间缺乏沟通，无疑是一个重要原因，患者不甚明白自己的病是咋回事，医生不甚了解患者的"心病"和"身病"，隔阂生梗阻，梗阻难沟通！

　　国内外已有无数经验证明，如能打通梗阻，医患之间密切合作，关系变得融洽，难治的病可以变得比较好治，为难的事也会减少，成功的事就会增多！笔者在 50 多年行医生涯中对此深有体会，然而与患者接触面与时间毕竟有限，所以在 1997 年退休之后，我就决意继续写作医学科普文章，在更广泛的面上进行医生与患者的沟通，把它当成不退休的工作，期望这种努力不仅对广大消化病患者朋友，也期盼对基层辛苦工作的同行助一臂之力！

　　我已是耄耋之年，电脑也只有一个字一个字敲键盘的水平，编写这本小书，谈何容易！花去几个小时在电脑上打好的内容，有时竟不翼而飞，让人哭笑不得，即便如此，伏案到深夜，亦未敢懈怠。如果没有亲人们生活上的细心照顾，电脑操作上不厌其烦的帮助，这本小书是难以完成的。

　　在长达 10 多年的编写过程中，一直得到廖宁逊主任医师的鼓励与帮助，她不但分担了我的部分临床工作，还提出了不少有益建议。此次出版，喜得两位年轻留美学子李伟晗、宋屹的参与编写。陕西省人民医院领导多年来十分关心、重视我的医学科普写作。陕西科学技术出版社的领导与编辑，大力支持本书的出版，并给予了许多具体指导。作者在此向他们各位表示由衷的感谢！

　　由于要保持独立各章的科学性与完整性，部分内容难免有所重复，请读者谅解。限于作者的学识与经验，书中难免有错漏之处，诚恳欢迎朋友们批评、指正！

李增烈

于陕西省人民医院

2015 年 9 月 3 日

目　录

总原则：控制能量摄入

具体安排：两高、两低、一巧

嘴要管多久？

胰常见病

肝常见病

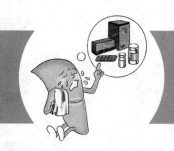

① 神奇消化酶在这里炼成

我们每天都在吃，吃主食米面杂粮，吃副食如牛奶鸡蛋、蔬菜水果、鱼虾水产，更少不了各种肉类……烹调加工，油是必需的，有两个基本问题不知道您想过没有？

第一个问题，这些营养物质是怎样进到自己体内去的？

其次，我们吃的是猪肉、牛肉、羊肉，怎么不会变成猪、牛、羊呢？

两个问题也许有点怪，可解答起来并不容易。不要说肉类、蔬菜那么大块头，就是液体——牛奶，哪怕是将几十毫升直接注入血液，任何人侥幸不死，也会大病一场。而第二个问题，您会痛快给出答案，"消化了呗！"其实第一个问题的答案也是同样，消化了呀！可是这个活是谁干的呢？

我常常琢磨，复杂的消化过程就像一场戏，胃肠道就是戏台子，而主角就是一大群消化酶。

不妨先看看生产这些消化酶的基地。

胃：分泌盐酸和蛋白酶，初步消化蛋白质。

小肠：小肠黏膜中的多种酶，对营养素的吸收消化，有重要作用。

胰腺：外形有点像舌头，位居右上到左上腹部深处，其头部嵌在十二指肠环，尾巴翘向左贴近胃后壁，是制造消化酶数量最大、种类最多的工厂。胰腺还分泌碳酸氢盐，两者通过管道直接进入小肠执行复杂的消化任务，可算是经陆路通道输送消化液。

　　胰腺又分泌胰岛素与高血糖素，进入血液调控血糖，有如水路运输。

　　肝脏是人体脏器中的大块头，重约 1300 克，为体重的 1/50，几乎把右上腹部全占满了，部分还稍伸到中上腹部呢。强势的肝脏与众不同，有两条血管进入，一条供应氧气，另一条专门收集肠道消化好的多种营养素，送入肝脏，依靠肝脏内多种酶与生化反应，进行"深加工"，使外来营养素"脱胎换骨"，变成了自身的成分。

　　胆囊及管道系统：胆囊呈梨形，附于肝的底面，不与肝脏直接相通，本身并不生产胆汁，而是借助管道将肝脏生产的胆汁收集起来加以储存、浓缩、改造，在消化食物时，通过管道输送到十二指肠。胆汁，特别是其中的胆盐，是脂肪消化、吸收不可或缺的角色。胆囊有弹性，容积约 40～70 毫升，浓缩能力为 4～10 倍。

　　了解这些生产基地后，简单看一下它们制造的重要消化酶和功能：

　　消化蛋白质：胃蛋白酶、胰蛋白酶、糜蛋白酶、弹性蛋白酶、羧基肽酶、氨基肽酶。

　　消化淀粉、糖类：胰淀粉酶、多种双糖酶。

　　消化脂肪：脂肪酶、磷脂酶、胆固醇酯酶。

　　消化核酸：核糖核酸酶、脱氧核糖核酸酶。

　　这些酶类几乎全都是来自胰腺，再次说明胰腺在消化中的重要性。

肝胆胰的体表定位

肝：右上腹、上腹正中。

胆：右上腹。

胰：左上腹、上腹正中、右上腹。

肝、胆、胰的左邻右舍

横膈膜、十二指肠、胃、后腹膜腔、腹膜、某些大血管。

肝胆病主要症状

腹痛、恶心、消化不良、黄疸、肝肿大、腹泻、食欲不振。

胰腺病常见症状

腹痛、呕吐、食欲不振与消瘦、腹泻、血糖异常（尿糖阳性）。

② 肝病 2 号——脂肪肝

◎脂肪肝越来越多

前几天，老爸在单位组织的体检中查出患有脂肪肝。这下一向嗜烟嗜酒的老爸担心了，发誓从此戒烟戒酒。看着老爸焦急的样子，我也不免有些担心，平时没有发现老爸哪里不舒服，怎么会有脂肪肝呢？我专门查阅了一些医学书籍，也请教了一位在医学方面有造诣的老教授——曾任陕西省人民医院消化科主任、澳大利亚悉尼大学内科客座教授，现任陕西省消化内镜学会名誉主任委员的李增烈教授。

李教授告诉我，像老爸这样的脂肪肝患者如今已不是少数，近年来患这种疾病的人越来越多。临床上以 B 超作为诊断依据，有 6% ～ 7% 的人患有脂肪肝，甚至更高一些。其中还有不少年轻人，甚至有的小胖墩也加入了这支队伍中。

◎什么是脂肪肝？

要弄清楚什么是脂肪肝，必须先对脂类有了解。脂类分为中性脂肪（即三酰甘油，俗称甘油三酯）、胆固醇和类脂。这 3 类均可引起脂肪肝，但以中性脂肪引起的占大多数。我们的肝脏里平时有脂类，它是构成肝脏的细胞膜和细胞器的主要成分，一般没有游离的脂肪。若由于各种原因肝脏里出现游离性的脂肪，主要是中性脂肪且含量过高时，就形成了脂肪肝。

脂肪肝有急、慢性之分，急性脂肪肝比较少见，我们这里提到的脂肪肝均指慢性。患有脂肪肝的患者多数无症状，也有部分较重的患者感到右上腹饱胀、不舒服、食欲不振、疲乏无力等。医学检查可能发现轻度肝功能异常，转氨酶升高、胆碱酯酶轻度下降。脂肪肝大致分为营养性和非营养性两种。营养性者包括营养过剩型和营养不良型；非营养性者主要包括酒精性、肝炎性、糖尿病性以及药物导致的脂肪肝。老爸平时对大鱼大肉很感兴趣，享受美味的同时还不忘喝上两盅，他得的就是营养性和酒精性脂肪肝了。

◎综合治疗脂肪肝的5个方面

弄清楚了原因，应该就可以很快对症下药了。我正要请李教授给老爸开剂特效药时，李教授却说，现在很多得了脂肪肝的患者要么置之不理，要么急于吃药，这样都是不可取的。患了脂肪肝，如果置之不理，有可能发展为脂肪肝性肝炎、脂肪肝性肝纤维化，部分最后发展为肝硬化。急于用药物治疗，想一下子解决问题的做法也不正确，到今天为止，还没有治疗脂肪肝的灵丹妙药，脂肪肝需要一个长期的综合治疗的过程。

得了脂肪肝该怎么办呢？老爸那种简单戒烟戒酒的方法可行吗？经过了解我得知，首先，要把引起脂肪肝的致病因素去除。例如喝酒的人，要戒酒，这是最有效的方法，而且可使部分病变逆转；糖尿病型的要先治疗糖尿病。除去这些致病因素外，治疗脂肪肝需要参照以下几点：

饮食治疗：进行饮食调整，不但要限制脂肪的摄入量，对主食（糖类）也要限制，因为过多主食在体内可以转变成脂肪。多吃蔬菜和低甜度水果，或在医生的指导下进食。饮酒者必须彻底戒酒，否则会反弹，而且反弹率相当高。饮食治疗是治疗脂肪肝的基础。

运动治疗：加强运动，促进体内脂肪消耗，选取适合自己的运动项目。运动量应逐渐增加、从低到高，坚持体育运动最为重要。运动疗法在治疗中起第一位重要的作用。

心理治疗： 由于脂肪沉积一般是可逆的，因此发现得了脂肪肝也不必像老爸一样忧心忡忡，脂肪肝大部分是可预防可治疗的。像酒精性脂肪肝如果戒酒2～3个月，都可恢复。

建立科学的生活方式： 脂肪肝被视为现代文明病，大多数都是因为生活方式不科学而引起，因此建立不酗酒、不过食、多运动、不猛吃的科学生活方式对预防和治疗脂肪肝也是重要的。

最后才是药物治疗： 脂肪肝和血脂高不一定有必然的联系，有些脂肪肝病人常会出现血脂高的情况，因而很容易先选取降脂药降脂。值得注意的是有不少降脂药对肝脏有损害，应作为比较次要的治疗方法。如果患者血脂过高，或有肝功异常，应在医生指导下适当选用降脂药物，推荐使用他汀类药物。中药里的山楂、绞股蓝等损害极少。

综上所述，脂肪肝的防治要点可以总结为三句话：及早发现，综合治疗，坚持不懈。

（杜燕　张瑞敏）

③ 细察蛛丝马迹，及早发现肝硬化

◎冰冻三尺，非一日之寒

和世间万事万物一样，肝硬化的病理变化，也有一个发展过程，从早期到晚期，由轻症到重症，从简单到复杂，从量变到质变，俗话说"冰冻三尺，非一日之寒"，就是这个意思。正因为如此，有足够的时间，能让我们寻找这一轨迹的始发段，争取作出早期诊断，虽然这并不容易。

当前临床现实是悲剧性的，一旦确诊肝硬化，多数患者都属于中、晚期，治疗难以理想，这种状况有技术上的难点，也有认识上的问题，后者如果能提高对肝硬化的认识，前者技术手段也就更能得到充分利用，可谓"相得益彰"。

◎全面认识肝硬化演变过程

肝细胞受到乙肝、丙肝、丁肝病毒损害（我国肝硬化的主要病因是前二者），或者遭到酒精、药物、代谢因素的伤害后，开始出现炎症、变性乃至坏死，范围可小可大，继续发展就会出现较多纤维组织增生、沉积，来修补损害，这一阶段称为肝纤维化，是肝硬化的早期阶段，此时如果治疗得当，病变有望恢复正常。若不幸继续发展，纤维组织越来越多，把剩下的正常肝细胞团团包围，形成一个个"小岛"，纤维组织越来越多，将"小岛"包围得更加严实，"小岛"孤立无援，血液不能进，胆汁无法出，被围困在"小岛"中的肝细胞更多坏死，纤维组织变硬、收缩，就是肝硬化。肝硬化早期，身体动员各方力量进行补偿，临床症状不明显，称为肝硬化代偿期，一旦补偿力量用尽，肝硬化的症状就会表现出来：面色晦暗、黄疸、腹水、脾脏肿大、浮肿……甚至呕血、无尿、昏迷（睡），进入了失代偿期。

显然，这是一个连续过程，又是在肝内悄悄进行的，从外表上难以区分开。然而加以区分，在临床上又是十分重要的，因为肝纤维化期，经过合理治疗，病变有望逆转，恢复正常，一旦发展到代偿期，疗效就不如纤维化期了，但比失代偿期好。

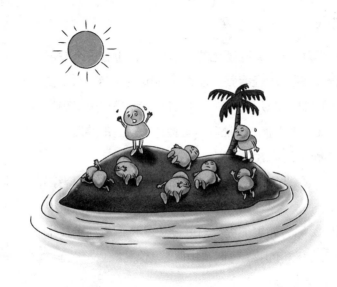

◎准确使用有效检查方法

体格检查和B超如果发现脾脏肿大、蜘蛛痣或肝掌，多提示肝硬化。如果胃镜检查发现食管静脉曲张，也是诊断肝硬化的重要证据之一。肝纤维化时与肝硬化不同，此时肝脏轻度肿大，而脾脏多不肿大。

正如前面所说，纤维组织在肝脏中含量的多少，是了解肝硬化病情演变的关键。近年来，由于放射免疫分析法的广泛应用，血液中含量极少、反映肝纤维组织的成分也能测出，其含量的多少和变化，就像一面镜子，能比较准确地反映肝脏中纤维组织的情况，为早期诊断肝硬化提供了有价值的依据，这些项目统称为肝纤维化指标，常用的有：

4型胶原：肝纤维化时出现早，能反映纤维化进展程度和治疗效果。

层黏蛋白（LN）：反映肝纤维化活动程度。

透明质酸（HA）：病程长、纤维化严重时明显升高。

血清免疫反应性脯氨酸酶 β 羟化亚单位：其含量可反映肝纤维增生程度，被普遍肯定。

最可靠的诊断方法是肝活组织检查，又称肝穿刺，被称为诊断的金标准，但不少人对此有顾虑。其实在充分准备、科学操作下，检查是安全的，损伤也很小，国内已经积累了丰富经验。

影像学（B超、CT、MRI）对诊断肝硬化有较大的参考价值，但对早期肝硬化、肝纤维化的诊断，价值有限。还有报导，利用肝脏弹性来测定估计早期肝硬化。

应该结合临床，综合利用这些方法作出判断。

◎高危人群是早期诊断的突破口

高危人群是指人群中某些因各种原因比一般人更易患肝硬化的群体，这些人群是预防和及早诊断肝硬化的突破口，应该特别关注。

（1）由于病毒性肝炎，主要是乙肝是我国肝硬化最常见原因，有时感染了，自己并不知道，应该把乙肝"两对半"作为怀疑肝硬化的常规检查项目，尤其是与肝硬化、乙肝患者密切接触者，这样就能主动掌握自己的情况。

（2）腹部B超应作为常规检查项目。

（3）各型乙肝患者，包括"小三阳"、病毒携带者，都应定期复查肝功和乙肝免疫指标，观察其变化，以便及早发现问题。

（4）乙肝患者且长期饮酒者，发展为肝硬化的概率高，戒酒并定期复查对他们更为重要。

（5）饮酒增加乙肝的易感性。酒精本身也可引起肝硬化，所以大量、长期饮酒的朋友，不可放松警惕。

（6）血吸虫病患者。

（7）肝胆系统疾病长期黄疸不退，有可能发生胆汁性肝硬化。

（8）因治疗需要长期服用可能损害肝脏的药物者，药物性肝炎也可发展成肝硬化，不可大意。

❹ 给一位肝硬化老友的信

某同志：

您好！

得知您最近住院检查确诊为肝硬化，情绪有些波动，顾虑多。说实话，肝硬化摊在谁身上也不会无动于衷。但面对现实这个关键时刻，必须冷静面对。所以写这封信，希望对您能有所帮助。

肝硬化是各种慢性肝病的一个阶段。由于肝脏是人体的"生物化学工厂"，加上其特殊的细胞结构和血液供应系统，所以出现的症状难免多一些，如轻度黄疸、脾脏肿大、男性乳房有硬块、困乏、下肢轻度水肿或出现腹水等等，自然不奇怪。

◎要精神乐观、心情开朗

肝硬化并不是"绝症"，因为目前有不少治疗方法，包括治疗病因，使部分病变逆转，乃至预防并发症等。我在多年的临床工作中，遇到一些肝硬化患者，由于和医生密切配合，精心治疗，10多年甚至更长时期以来，情况一直良好。所以劝您首先要放下思想包袱，建立战胜疾病的信心，这是治疗成功的前提。其次，有3件事必须放在心上：坚持用药、讲究养生、注意病情变化。

◎要坚持用药

肝硬化属于慢性肝病，要长期服药，这些药物大致可分为护肝药、消除病因并增强免疫力药和预防并发症药。不要轻信广告宣传的药，应在专家指导下用药，切忌滥用、自用，以免药物加重肝病。

◎要讲究养生之道

绝对禁酒（包括果酒、啤酒），做到滴酒不沾。饮食宜清淡低盐、柔软易消化、富有营养。精神、体力勿过劳，情绪保持乐观。防止各种感染，如感冒、肠胃炎、支气管炎等。

◎要严密注意病情变化

出现下列异常时，及时请有经验的医生诊治，不要侥幸，更不要拖延：

（1）大便发黑（重者可呈柏油样），或便鲜血时。

（2）呕吐出咖啡色胃内容物或新鲜血液时。

（3）神志有些恍惚，总想睡觉又无其他原因，头晕或者烦躁不安，异常兴奋，精神不能集中，甚至智力下降时。

（4）原来并无黄疸（白眼珠发黄），而最近出现了黄疸，或原有的黄疸加深时。

（5）尿色加深，如浓茶样时。

（6）原因不明的高热时。

（7）右上腹或全腹疼痛，压起来疼痛加重，甚至难忍时。

（8）腹胀加重，腹围越来越大时。

（9）正常饮水，但 24 小时尿量不足 400 毫升时。

出现以上情况之一，说明病情有了重大变化，自我保健已无能为力！必须要求助医生的治疗。

即使没有上述情况出现，如果条件许可，最好每 3 个月至 6 个月定期复查 1 次。复查时，除了一般的体格检查外，最好能做 B 超检查，并要化验肝功和甲胎蛋白。这几项检查，花钱不多，也无痛苦，但是作用非常重要。体检和各项检查的结果要妥善保存，以便对比病情的变化。

信就暂时写到这里，欢迎和我经常保持联系。

祝您健康！

⑤ 肝硬化腹水并非不治之症

◎腹水是从哪里来？

一旦被确诊为肝硬化，往往给患者带来巨大的心理压力。如果再出现腹水，无异于"雪上加霜"，问题一拥而上，甚至使患者出现绝望的情绪。科学地解析这些问题，使患者和其亲属建立起与疾病长期作斗争的信心，掌握治疗的主动权，是很重要的。

问题一：是否腹水？还是假腹水？

腹部膨隆并非全由腹水所致，一些其他情况也可出现腹部膨隆易误诊为腹水，不可不加辨别，这些情况各有特点，只要细心大多能分辨出来。

巨大卵巢囊肿：腹部前后膨胀度大于两侧膨胀度，尤以脐下部突出为明显，为其特点。或可摸出囊肿轮廓。B超可确诊。

肥胖：腹部突出呈球状，脐下陷，身体他处亦肥胖。

巨大腹内囊肿：膨胀不对称，X线检查出胃肠道受压变化现象，多发现于腹膜后、网膜、胰腺及包囊虫病。

问题二：如何知道有了腹水？

健康人的腹腔里也有大约50毫升液体，它们像润滑剂一样，润滑肠管的蠕动，自己并无任何感觉。如果因为各种原因，腹腔内的液体超过了200毫升时，称为腹水。产生腹水的原因很多，其中以肝硬化最常见。

肝硬化少量腹水，患者可无任何症状。有中等量以上的腹水时开始有症状，腹胀最为常见，有时伴有全身水肿，或发现无原因的体重增加，腹部膨胀。如腹水有细菌感染，可能出现发热、腹部按压时疼痛。

诊病时，医生常用转换卧位的方法加上叩诊来判断有无腹水，但是当腹水量小于2000毫升时，用这种方法不易查出。采用B超检查有无腹水，既客观准确又无痛苦，只要有300毫升左右的腹水便可查出。B超还可鉴别，像腹水而不是腹水的疾病（如卵巢囊肿、腹部脓肿、血肿等），是因为不同的液体和组织吸收超声波的特性不同。CT检查比B超优越，可判断腹水的密度和均匀程度，但是检查起来比较复杂，花费也大，不宜作为常规或首选的检查项目。

问题三：为什么会长出腹水？

肝硬化患者常抱怨地说："我喝水不多，肚子里哪儿来的那么多水？"这确实是一个复杂的问题。

简单地说，腹水来自人体血液、淋巴液，常和体内钠离子的存留相伴行。最新医学研究认为：腹水产生有多种因素：首先患者体内一些扩张血管物质增多（如胰高血糖素、前列腺素、组胺、血管活性肠肽等），尤以前两者最受重视。就如河流拓宽了，挖深了，原来河水量就相对不足，这就是血管内有效血容量不足，为了补偿这种不足，通过各种途径，主要是通过肾脏的工作，将钠离子和水保持在体内，以维持血容量，这种变化在腹水还未形成前，就已经在体内悄悄地进行了，只是尚未表现出来，久而久之产生的后果就是腹水。

补偿血容量不足，本来还有一种办法就像把河道填窄，使水位上升，体内有一些物质，如去甲肾上腺素、血管紧张素Ⅱ等，可将血管收缩，无奈肝硬化患者的血管"不听"这些收缩血管物质指挥，最终只能用积存钠离子和水的方法来补救，就像往河道中灌水一样。

血液中足量的清蛋白使血液具有一定的渗透压力，靠这种渗透压可将组织中的水分"吸回"到血液中来，再从肾脏排出，体内只有肝脏能制造这种清蛋白。肝硬化时清蛋白的制造减少了，血液失掉了这种"回吸"水分的能力，使水分大量存留在体内。

第三，在肝硬化时肝内正常结构全被纤维组织（"瘢痕"）取代，血管走行极度不畅，就像河道前方被沙石、泥土堵塞，后面的河水自然要泛滥一样，血液、淋巴液也会因阻塞压力升高而外漏到腹腔里。外科医生做手术时常见到硬化的肝脏表面不停地向腹腔内"滴水"。

此外，肾脏血管受到腹水压力而血流减少，尿量因而减少，水分排出减少，与此也有一定关系。

这些因素综合的结果，腹水就生成了，一旦腹水形成后，又会造成更多的水钠潴留，形成恶性循环。

问题四：出现腹水意味着什么？

肝硬化出现腹水，反映肝脏功能不良，造成较多的钠离子与水潴留。腹水出现会给病情带来一些复杂甚至严重的问题：促使上消化道出血；给腹腔内细菌繁殖感染提供了条件；大量腹水可能造成呼吸困难，肾衰竭（肝肾综合征）无尿，处理不当时可造成体内电解质、酸碱平衡紊乱甚至肝性脑病（肝昏迷）。

但是肝硬化患者出现腹水并不等于肝硬化就到了绝症阶段，这种看法不够全面。前面已经讲过，腹水主要是反映了体内有较多的水钠（离子）潴留，只要治疗合理，患者能密切配合医生治疗，腹水是可以明显减少甚至完全消失的，患者不应过分悲观。

◎治疗方法不可怕

问题五：治疗方法不可怕

（1）利尿剂治疗：是最主要的治疗手段，适用于绝大多数患者。一般以排钠、保钾利尿剂作为长期治疗基础，药物有螺内酯（安体舒通）、氨苯蝶啶，个人敏感程度差异很大，应从小剂量开始。根据需要，可间断、交替使用呋塞米（速尿）、氢氯噻嗪（双氢克尿塞）、利尿酸钠等，后三者在使用中应补钾。中药利尿也有良效。

（2）腹腔内注射利尿剂：适用于一般口服利尿剂无效者，常用的药物有呋塞米（速尿）、多巴胺等。利尿效果常受腹水多少与有无感染的影响。

（3）腹水回输：可达到减少腹水和利用腹水蛋白质与某些抗体的双重效果，可分为浓缩后回输与直接回输两大类，后者更适用于基层医疗单位，但需要一定的设备。

（4）放腹水同时滴注血浆扩容剂：这一方法改变了过去不能放腹水治疗的观点。新近研究发现：在放腹水的同时，输注血浆扩容剂，对全身及肾脏血流动力学并无重大不利影响。滴注清蛋白价钱昂贵，可用中分子右旋糖酐-70代替，用量要合适。

（5）在医生指导下，综合或交替使用以上方法：不论采用何种方法，都应稳步前进，不宜操之过急，否则有欲速则不达之虞。

（6）保肝治疗。

◎主动配合是成功的关键

问题六：患者该怎样配合治疗?

首先，必须避开使肝功急剧恶化的"陷阱"。一是喝酒；二是过多地服药；三是各种感染；四是精神与体力的过劳；五是营养过度，笔者把它们概括为"酒、药、炎、劳、肥"五个字，便于记忆。

已经出现腹水的患者，必须绝对卧床，卧床能改善肝、肾的血液供应，减轻扩血管物质的扩张血管作用。轻症腹水，只要卧床和限制钠盐的摄入，就可达到利尿的效果。

患者要学会自己记录水分出入量（饮水量与尿量），可用医院的输液瓶和广口罐头瓶（用胶布标上刻度）代替量杯，这样可以准确地观察利尿的效果。

配合的关键也是难点问题，就是限制钠盐的摄入，此点是治疗的基础，没有这个基础，其他治疗很难收效。钠盐不仅是限制调味用的食盐，也包括酱油、咸菜、辣酱、味精等。正常人的饮食中，一般每天食盐的摄入量应控制在6克以下，而低盐饮食要求每天进食的钠盐在2克以下，无盐饮食则盐量应在0.5克以下。因为食物、药物中均含有一定量的钠盐，事实上，控制钠盐就是全部食物不能加盐。

少量到中量腹水用低盐饮食；中等或大量腹水限钠在1克以下；顽固性腹水用无盐饮食。一般不限制饮水量，血钠低时应限制进水（包括流质饮食量）在1500毫升或以下。限制钠盐时，只能用醋或糖来调味，虽然可能影响食欲，只得努力克服了。顺便提一句，市售代盐品中仍含有相当量的氯化钠，不能使用。

问题七：能预防腹水再度出现吗?

（1）预防腹水的具体内容可见本文问题之六。

（2）预防上消化道出血：不少腹水往往是在上消化道出血之后出现的。预防上消化道出血行之有效的办法有，口服药物（心得安、汉防己甲素等）；对有出血史者内镜下食管胃底静脉曲张硬化疗法或套扎等。

问题八：哪些腹水应该住院治疗？

（1）大量腹水已经妨碍日常生活者；

（2）虽经正规内科治疗（卧床，限制钠盐，利尿），尿量仍少者；

（3）腹部压痛者；

（4）查血白细胞升高者；

（5）检查腹水呈血色，镜检有红细胞及脓细胞者；

（6）发热者。

6 吃完鲤鱼炖小豆，昏昏沉沉叫不醒

——真实案例

◎翻书进补，惹出大祸

鲤鱼炖小豆是一味补药膳，怎么会吃出麻烦来呢？

赵工是某水土所所长、高级工程师，10年前已发现乙肝"大三阳"，因为工作经常下乡，生活不规律，治疗断断续续也不充分。2年前出现腹水住过院，确诊为肝硬化失代偿期，住院两月余腹水总算消退了，但此后体力明显减退，人也显得有些消瘦。他仍坚持"双肩挑"，在一次去水库检查工作时还出现过黑便也没在意，后来也就好了……

赵工的妻子某日从一本食疗书上看到鲤鱼炖小豆可治肝硬化，专门买回2条活蹦乱跳的新鲜鲤鱼共重1 000克，挑了一些优质小豆，按500克鱼250克小豆比例，先炖小豆再入鱼块，因为规定不放盐，所以味道也不怎样。可是为了治病，赵工两天内把这1 000克鲤鱼连汤带肉加上小豆都吃光了，本以为会出现"奇迹"，迎来的却是"祸害"。

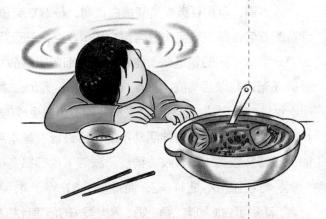

吃完"补品"的第2天，赵工觉得脑子反而不清醒了，朦朦胧胧的，文件看

不下去，身上也感到特别困倦，乃回家休息，上床就蒙着头睡觉。从上午 10 点到晚上 8 点不吃不喝，叫醒一会儿又迷迷糊糊入睡了，问起他周围的人和事只是哼哼。书记来找他商量急事，也只能无果而回。妻子觉得不对头，虽然过去也常说累乏，却没有这种样子，所里的小朱医生来检查了一会儿，赵工两手平伸时。手掌却像鸭掌拨水一样扑动，小朱说这叫扑翼样震颤，是肝性脑病（原称肝昏迷）的征兆，情况危重，必须马上送省城大医院抢救，赵工的夫人也陪同前往，一路上她觉得越来越迷茫，她给老公吃坏了？错在哪里？

◎诱因多多，须一一清点

住院当天，正逢消化科李教授大查房，大家正为这吃"补品"而昏睡的病人感到奇怪时，教授一边听病历报告一边弯下腰去嗅什么，然后说："大家闻到一种腥臭味了吧，这叫作肝臭，也是肝昏迷的一种重要表现。"听到吃"补品"的经过，教授突然说："原来如此，问题就出在这里嘛！赵工诊断为肝昏迷，不过称之为肝性脑病更全面些，原来在多种慢性肝病的基础上，产生了一些对脑有损害的毒素，有的病人表现为昏睡甚至昏迷，像赵工一样，有的则相反，表现为狂躁、兴奋、激动，有的表现行为异常，有的呈现孤僻状态，甚至像精神病患者一般，而并不昏迷，所以肝性脑病更能概括这种种不同表现。"

◎高蛋白和出血是"脑毒素"

有实习生问："鲤鱼、小豆都是蛋白质食品，怎么成了脑毒素？"

"不错，鱼和豆类都是高蛋白食物，每 500 克鱼肉含蛋白质 95 克，是牛奶含量的 6 倍，每 500 克小豆含蛋白质 150 克，是豆芽中的 10 倍，各种蛋白质在肠道分解成不同的氨基酸，氨基酸受到细菌氨基酸氧化酶分解生成氨，氨随血液循环到达脑以后与脑中产能物质，如 α-酮戊二酸、丙酮酸结合，造成了脑组织供能物质短缺。这种结合又消耗掉不少已生成的供能物质（三磷腺苷等），缺乏供能物质，神经精神活动不能正常进行。氨本身和氨基酸分解后另外生成的一些特殊胺类（如腐胺、精胺、胺等）也都损害神经系统，这两方面纠集在一起，毒性作用不是 1+1=2，而是等于 3，等于 4，甚至更大些。就蛋白质质量而言，动物蛋白（如肉、鱼、奶、禽肉类）的危害比植物蛋白（如豆类、米面……）

危害性更大。"

有同学问："我的一位患肝硬化亲戚，只是发生了消化道大出血——呕血和黑便，第二天也发生了肝性脑病，并没有吃什么高蛋白食物啊。"

教授说："对，就常见度来说，消化道大出血引起肝性脑病名列第一位，其实，进入胃肠道的血液不但是高蛋白而且还是动物蛋白啊！每 100 毫升血中含蛋白质 15 ~ 20 克。因为大出血，患者可能出现低血压、缺氧，就更容易发生肝性脑病，真是雪上加霜啊！"

教授接着说："除消化道出血之外，外科大手术后，大量用利尿剂引起缺钾，放腹水过多，服药不当，以及身体其他任何部位的感染等等，都可诱发肝性脑病。前不久，我们病房收治了 1 位肝硬化腹水患者，经过治疗腹水消退，肝功能好转，即将于 2 ~ 3 日内出院，只因在摊上小吃后发生感染性肠炎，每天大便 10 余次，虽全力抢救，最后仍死于肝性脑病，令人惋惜。可见各种感染，如肺炎、感冒、尿路感染……都要严加防范。"

有同学说："看来肝硬化患者弱不禁风，衣、食、住、行处处都得格外小心啊！"

教授说："不错，不只是重症肝硬化，晚期肝癌、肝脏手术后、重度肝炎或酒精性肝病甚至严重的妊娠性黄疸，也都可能发生肝性脑病，千万不可掉以轻心。"

◎提高警惕，防患未然

上完内科肝性脑病这一课后，同学们都拿到了一份补充讲义，标题是"肝性脑病的预防"。

（1）针对不同的原发病积极治疗是预防肝性脑病的基础，如重症乙肝的抗病毒治疗，酒精性肝硬化的戒酒等等；

（2）一旦发生消化道出血，应积极治疗，注意迅速清除胃肠道内积血，以免被细菌利用；

（3）重症肝病患者的饮食，应在有经验的医生或营养医师指导下根据病情安排，不要盲目"进补"或进高蛋白饮食；

（4）预防各种感染的发生，一旦诊断有感染应抓紧有效治疗；

（5）避免过度利尿，尿量多时应补钾，可口服氯化钾或枸橼酸钾；

（6）谨慎用药，特别是可能诱发肝性脑病的药物，如吗啡、杜冷丁、速效巴比妥类、氯化铵、尿素、蛋氨酸等，因为此时脑组织对这些药物敏感度增加；

（7）将保持大便通畅，作为重要预防措施来抓；

（8）重症肝病患者一旦出现精神神经状态异常时（见前述），都应及时诊治，不要认为"没有昏迷"就不是肝昏迷。

附记

经过积极抢救，5天后，赵工已经清醒，但对前面发生的事却一无所知。上面这张补充讲义也被送到了他手里，他在仔细地看着……

❼ 千万别让"癌王"盯上

笔者没考证出"癌王"恶名从何而来。或因为资格"老"？因为早在公元2世纪，希腊医生就描写过肝癌。或因其长期被认为是"不治之症"？或因每年死于肝癌者人数众多（达30万），抑或因某些地区患者急剧增多？……不论如何，肝癌的险恶是人们一致公认的，其主要症状为右上腹痛，肝大，消瘦，黄疸。根据临床症状，结合B超、CT、MRI之一可以作出诊断，影像学引导下活检，可以确诊。

◎肝癌的高危人群与危险因素

乙肝病毒感染者： 乙肝病毒感染是肝癌最常见、最重要的危险因素，乙肝病毒感染人群发生肝癌危险性为非感染人群的200倍！这一数字足以说明问题的严重性。已经确定，病毒感染发生在肝癌之前，在肝炎向癌症转化全过程中，病毒"积极地"参与和主导了全过程。最近在肝癌细胞中发现乙肝病毒的脱氧核糖核酸，可说是"铁证如山，罪责难逃"。值得注意的是，病毒携带者（HBsAg阳性）、于围产期感染了

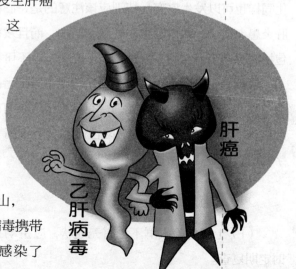

病毒者，也都与肝癌发生有明显特异性关系，病毒携带者发生肝癌的危险性不但比健康人高 10 ～ 20 倍，而且发癌年龄提前。

丙肝病毒感染者：由血液感染的丙肝与肝癌的关系日益受到重视，日本半数以上的肝癌患者，血中可检测出丙肝抗体，我国检出率为 23.8% ～ 59%，还发现同时有丙肝、乙肝感染的患者。急性丙肝容易转为慢性（丙肝）炎症，继而发展成肝硬化直至肝癌，丙肝的症状十分隐袭，容易被忽略。

肝硬化患者：肝硬化本身就是一种癌前病变，因为肝硬化结节中脱氧核糖核酸合成异常加快，也有人解释是肝硬化时的肝细胞，对于致癌因子特别敏感的缘故。国内报告肝硬化并发肝癌者在 30% 以上，多为大结节性肝硬化，而肝癌并发肝硬化的比例高达 60.7% ～ 73.7%。

黄曲霉毒素：1960 年英国 10 万只幼火鸡进食霉变花生饲料后死亡，不久，美国一批鳟鱼死亡，解剖证实，造成两批动物死亡的罪魁祸首都是黄曲霉素。

黄曲霉素，有不同种类，其中以 B1 毒性最强，黄曲霉毒素是超剧毒物质，可诱发所有的动物发生肝癌。毒素主要存在于霉变饲料、大宗储备保管不善的粮食中。毒素与乙肝病毒有交互作用。我国肝癌高发区与黄曲霉素污染区有关联。

贪杯者：饮酒增加肝癌的危险性已被确认，流行病学调查显示，两者呈正相关，并有剂量—效果关系，一般饮酒者，发生肝癌危险性较不饮者高 3 倍，而重度饮酒者高 8 倍！酒精致癌机制与其代谢产物——乙醛的毒性有关。酒精性肝硬化同样也可以发生癌变。特别应该注意的是，酒精与乙肝病毒有协同致癌作用，肝炎患者饮酒，不仅发生肝癌概率增加，而且发癌年龄明显提前，所以说肝炎，包括病毒携带者饮酒，就是"火上浇油"，不可不注意！

吸烟者：吸烟者患肝癌的病死率比不吸烟者高 2 倍，吸烟又饮酒者危险性更大。吸烟致癌作用较饮酒尤强。有学者报告，有乙肝感染的肝癌患者，每天吸烟超过 30 支，其发生肝癌的危险性比不吸烟者高 8.4 倍！烟草中含有多种致癌化学物质，已经是众所周知的事实。

◎提醒与忠告

（1）上述危险人群不论有无症状，应主动去做一次有关肝癌的检查，必要时定期复查。

（2）按程序接种乙肝疫苗。

（3）尽量减少输血和使用血液制品。

（4）禁食霉变或疑霉变食物，尤其是霉变的花生和玉米。

（5）下定决心、戒酒、戒烟。

（6）适量补充硒，可能有预防效果。

（7）提高机体抵抗力，保持乐观，精神愉快。

8 肝上的"小水泡"——肝囊肿

病例：雷某，男性，55岁，因为右上腹部不适年余，健康检查时B超发现一个0.4厘米×0.2厘米的肝囊肿，虽然其他检查包括肝功能、肿瘤标记物甚至CT都没有异常发现，却背上了一个不小的包袱，当然并非是完全没有原因的。

第一位医生就是发现病变的B超大夫，因为等候检查的患者特别多，只是简单说了一句："没事"，就忙着下一位患者的检查，雷某没法多问。

他去了肿瘤医院，因为怀疑与肿瘤有关，第二位医生告诉雷某，是良性的，不会癌变。雷某想，毕竟有个"肿"字呀！况且第二位医生也没说清楚这个囊肿是从哪里来的。

自己找网上医生吧，虽然网上也说是"先天异常"，可一个"包囊虫病"又搅合起来，自己在牧区生活过，是不是染上了这个麻烦病呢？

人常说"事不过三"，笔者是第四位被咨询的医生了，花了近半个小时，才送走了这位满脸愁容、一肚子问题的患者，最后说他不背包袱了。

我在想：是不是有人也还背着同样的包袱呢？

◎B超眼睛亮，查查看

医学界认识先天性肝囊肿（本文简写为肝囊肿）是150多年以前的事了，直到20世纪90年代，那时只有通过外科手术甚至尸体解剖才能确诊，所以一直被认为是稀罕病。

科学在进步，今天连农村老大娘都知道作B超检查了，又省事、又无痛苦，还便宜，躲在肝脏深处的囊肿大量被发现出来。CT接着也帮了些忙，使得肝囊肿"摇身一变"成了常见病。国人肝囊肿的发现率为1%～3.1%，因为并非人人都去做B超，实际数字肯定还要高一些，就这比过去外国人尸检报告的结果高出近20倍还多，B超真是立了头功！

◎水泡来自何方？

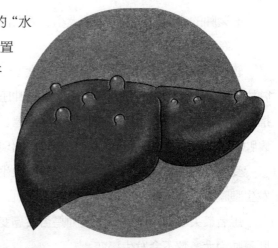

通俗地说，肝囊肿就是肝脏上的"水泡"，囊肿一般不和外面相通，位置较浅或个头大的，可突出来，使肝表面变得不光滑。囊肿大小相差悬殊，直径小的如针尖，大者如儿头，但以数毫米至数厘米的多见。

囊肿数目可以是孤立的一个，也可有多个（多发）；内部结构可以是"单间"，也可是"套间"。发生在肝右叶的比左叶多1倍。

囊肿有薄薄的膜包裹，表面呈乳白或灰蓝色。囊内液体由数毫升到最多达17000毫升，相差万倍以上！囊肿内液体是由包膜上皮分泌的，含有胆固醇、葡萄糖、酶、蛋白质、氨基酸等成分，如果囊肿发生并发症，囊液中可出现脓细胞或红细胞。囊肿之间的正常肝组织，或多或少被挤压着。

这些"不速之客"是从哪里来的？原来在胚胎发育期，一些多余的胆管自行退化，与大通道失去联系，形成"独立王国"。所以说肝囊肿是一种先天性疾病。

◎小水泡偏爱谁？

男女发病相近，或女性略多于男性。

随着年龄增长，肝囊肿检出率逐渐升高，30岁以下为0.3%，40岁以下为8.0%（较前增加27倍），60岁以下为37.8%（较前增加4.7倍），60岁以上为 38.1%（与前持平），可见本病多见于 50 岁以上者。但不能排除老年人检查机会多的因素。

肾囊肿 37% 以上合并有肝囊肿，故遗传学认为这两者的出现是由同一种基因控制的。

肝囊肿的家族成员：

胰腺、脾、肺、卵巢囊肿极少数可合并有肝囊肿。

◎危害知多少？

肝囊肿的症状与危害和囊肿大小、所在位置、病程长短、是否受到外力冲击及囊内有无感染等因素有关。

较小的肝囊肿常无症状，或只有轻度上腹部不适；不少患者可在上腹部摸到肿块或肝脏表面不平而怀疑肝癌来诊；囊肿压迫胆管可出现黄疸，压迫胃、十二指肠与结肠时，可发生餐后饱胀、食欲减退、恶心、呕吐等症状。极少数患者的囊肿不断扩大，过度挤压正常肝组织，可以出现腹水、门静脉高压甚至肝功能衰竭。

受到外力冲击或囊压力过高，囊肿可发生破裂；囊内液体继发细菌感染，可发生腹膜炎，与肠道形成瘘管或囊肿内出血，使症状变得比较复杂。

患者最关心的问题是：肝囊肿是否会癌变？其实这是两种不同性质的病变，肝囊肿绝大多数不会发生癌变。

有两种情况虽然极少见，仍应该警惕：

（1）诊断错误，原本就不是肝囊肿，而是囊肿样肝癌。

（2）国内外已有少数病例报告。较长期肝囊肿病史，随访中观察到囊肿壁从光滑发展呈结节状，可有肝癌其他指标出现。

◎包袱不难卸

搞定诊断：因为肝脏上的囊性病变还有其他种类，虽然远比本病为少，如寄生虫性、外伤性、炎症性的等，可以根据病史与 B 超所见加以鉴别。

放下包袱：一旦确定是本文说的遗传性肝囊肿，属良性病变，此"肿"非彼"肿"（瘤）之肿。

定期随访：B 超简单、易行，又无损害，很容易随访。囊肿小的，可以 1 年复查1次，囊肿比较大的，半年复查1次为妥。要保留每次检查结果，以便对比其变化，如能争取由同一位B超医生检查则更好。

主动就医：一旦出现上面所说的并发症，或者原有症状加重，要及时看医生，并主动陈述自己有关肝囊肿的病史，这样能帮助医生少走弯路。

注射疗法：比较小的囊肿，无需治疗。较大或症状明显的，可采用B超引导下抽液并注入酒精的方法进行治疗，本法安全且疗效好，可咨询消化专科或B超医生。

手术治疗：囊肿破裂、出血，压迫附近器官影响进食、瘘管形成、腹膜炎或怀疑恶变者，应毫不犹豫地接受手术治疗。

关心家人：鉴于本病的遗传背景，不妨建议家人与相关的危险人士，主动做1次肝脏B超检查，有益无害。

❾ 肝病吃喝是大事

我国是一个"肝病大国"，仅就乙肝而言，人群中表面抗原（HBsAg）携带率就在9.75%左右，即有数以亿计的HBsAg携带者，其中相当一部分为乙肝活动期患者，这还不包括甲肝、丙肝、肝硬化，更有近年发病率飙升的脂肪肝等在内。肝脏一旦出现毛病，就会影响全身各方面。如果营养问题再处理不当，首先就会加重病肝的负担，影响患者康复。上亿人如何吃就是一个大问题了，那么患者该怎样才能吃得科学，吃得好呢？

◎道听途说，莫入误区

误区之一，吃得越多越好。常听好心人鼓励肝病患者"多吃点"。但多也得有个限度，如果超出人体所需热量，就会带来不良后果，过量的脂肪堆集在肝中，代谢废物相应地增加，它们都要求肝脏去处理，有病的肝脏，不堪重负！吃得过多，还会加重胃肠负担，引起消化不良等一系列症状，所谓"饱食伤肠胃"是很有道理的。

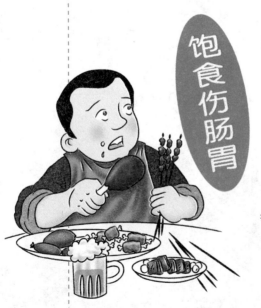

饱食伤肠胃

误区之二，多吃糖。肝内适量的糖不但可调节血糖，且可护肝，但糖吃得过多，就会在肝中变成脂肪（脂肪肝），而使原来的肝病雪上加霜。过量吃糖会加重胰腺负担，还可能引发糖尿病，给肝病的治疗增添新困难。所以适当吃糖就可以了，不必强调多吃。

误区之三，低脂肪。适量脂肪，不论是动物性的还是植物性的，都是人类营养所必需，因为脂肪除了可高效供能外，其中的某些必需脂肪酸，人体不能自己制造，必须从食物中摄取以维持人体正常生理活动。此外脂肪还能溶解一些维生素，如维生素（A、D、E、K）等，它们均是人体不能缺少的。脂肪还可增加食物美味。当然，这并非说要高脂肪，同样也是要适量。

◎饮食5点基本原则

适当的总热量：一般每日 2000 ～ 2500 千卡（8 368 ～ 10 460 千焦）为宜。

高蛋白质：因为患有肝病时蛋白质的吸收不良和肝细胞本身病变等原因，蛋白质多有入不敷出，因此宜增加膳食中优质蛋白质的量，鸡蛋、牛羊奶、瘦肉、鱼、禽及大豆及大豆制品均为优质蛋白质的来源。

不宜过分限制脂肪。

适量的糖类：每日可给 300 ～ 400 克（包括主食中的淀粉）。

高维生素：肝病时因吸收、贮备功能障碍，可引起维生素缺乏。所以要注意补充脂溶性与水溶性这两大类维生素，动物肝脏、蛋、奶是前者丰富来源，而新鲜蔬菜、水果富含多种水溶性维生素。

◎特殊情况，分别对待

肝病病情可以发生多种变化，此时膳食调配应根据病情有所变动，不能墨守成规。

（1）肝炎急性期，因多有食欲不振和消化不良，应以清淡、易消化食物为主。

（2）肝硬化患者常有食管静脉曲张，稍不注意容易造成损伤出血，所以食物宜细软，避免坚硬粗糙、含纤维素过多的食物，鸡、鸭、鱼等带骨带刺的食物，更要特别小心。

（3）出现腹水的病人，应限制钠盐的摄入，不只是食盐，还应包括含食盐等的调味品如酱油、咸菜、辣酱等。此时调味品只得用醋、糖代替，虽然味道不好，患者应该坚持配合。

（4）有腹水或水肿时，常要消肿利尿，服用氢氯噻嗪（双氢克尿塞，俗称双克）类利尿剂，体内钾易随尿排出而有低钾倾向，低钾最突出的症状就是肌肉软弱无力，应注意补充钾，钾的最佳来源是新鲜天然果汁，特别推荐西红柿，做汤、生吃均好。

（5）肝性脑病（又称肝昏迷）是肝病严重并发症，常有意识不清，喂食时注意不要误入呼吸道而造成窒息。此时不宜吃含蛋白质食物，更忌高蛋白饮食，如牛奶、鸡蛋、瘦肉，因为蛋白质分解最终会产生氨、胺类及其他毒性含氮物质，能诱发肝性脑病。曾见一肝硬化患者，自食煮黄豆一茶缸而发生肝性脑病。患者神志清醒后，又不宜长期限制蛋白质，可以逐渐进食植物蛋白质，如大豆制品、豆浆等，若辅以奶类制品，则营养价值可进一步提高。

（美国匹兹堡大学医学院　宋屹）

⑩ 莫被转氨酶升高困扰

　　小王是农场职工，男，30岁。平素身体健康，很少看病。近3个月来因患慢性咽炎，常服用四环素、红霉素，1个月前体检化验发现谷丙转氨酶轻度增高（50单位／升，正常值为6～37学位／升），其他各项均正常，被诊断为"肝炎"。除了继续间断服"两素"外。又加用了数种保肝药。但每周化验转氨酶总在50～60学位／升之间，为此闷闷不乐。刚好李教授去场医院会诊，小王的情况被提出来了。教授和医生们作了一次讨论，小王也被允许参加旁听。

◎认识转氨酶

　　要回答这个问题，得从氨基酸讲起。食物中各种蛋白质在体内最终都消化成基本单位——氨基酸，氨基酸有20多种，在体内又合成人体的蛋白质，用于建造、修补组织。根据人体的需要，多数氨基酸之间是可以互变的，这种互变主要方式之一就是氨基转移。通俗的比喻也许更易理解：戴"帽子"的甲把"帽子"交给乙，

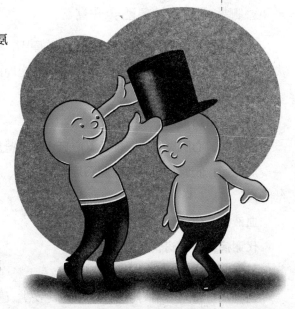

自己变成了光头甲，而原是光头的乙却变成了"戴帽"乙，此处的"帽子"就是氨基，而光头甲（或乙）就是一种酮酸。

谁来实施这种氨基的转移呢？就是生物催化剂——转氨基酶，即平常所称的转氨酶。转氨基酶是一个家族，有几十种之多，一种酶只司一种反应。平日我们化验的谷丙转氨酶（ALT）司谷氨酸与丙酮酸之间氨基的转移，而谷草转氨酶（AST）负责谷氨酸与草酰乙酸之间氨基的转移。

◎转氨酶是怎么到血液里来的？

人体许多组织中都含有转氨酶，以谷丙转氨酶为例，含量多少依次排列为：肝脏、肾脏、心肌、骨骼肌（肌肉）、胰腺等，而谷草转氨酶的含量则以心肌为最高，依次为骨骼肌、肾脏、胰腺。

转氨酶是如何进入血中的呢？第一，含有酶的组织（如肝脏），因多种原遭到破坏时，所含的转氨酶就可直接入血；第二，有时因多种因素的影响，细胞膜的透过性发生了改变，原本不会"漏出"的转氨酶"漏到"了血中；第三，转氨酶的排泄道发生故障，转氨酶反流入血而使血中含量升高。上面讲的有害原因包括：细菌、病毒、外伤、肿瘤压迫、药物、毒物、缺氧、血管阻塞引起缺血等。

◎哪些常见病转氨酶会升高？

虽然肝炎是血中转氨酶升高最常见的原因，但却不能说转氨酶升高就等于肝炎。因为涉及各个系统的多种病症，都可能出现血中转氨酶升高。常见有：

感染：流行性出血热、麻疹、菌（败）血症、风湿热、传染性单核细胞增多症。

结缔组织病：红斑狼疮、皮肌炎。

心肾病：心肌炎、心肌梗死、心衰、急性肾炎。

消化病：胆囊及胆管炎、胆石症、胰腺炎、胰腺癌、肝癌、肝硬化、溃疡性结肠炎。

血液病：白血病、霍奇金病。

代谢病：糖尿病、脂肪肝、甲亢。

神经肌肉病：脑血管意外、肌萎缩。

药物及毒物：抗结核药、冬眠灵、巴比妥类、磺胺类、D860、他巴唑、水杨酸盐、四环素、红霉素、酒精中毒、甲氰咪胍等。

其他：肝脏手术后、食管癌或胃癌术后、妊娠中毒症、高热、广泛挤压伤、剧烈运动等。

一旦发现转氨酶升高，除复查外，应请医生细查原因后加以诊治，免得误入歧途。

◎故事的尾声

李教授怀疑小王转氨酶升高是由于服用四环素和红霉素所致，建议他停药半月后复查肝功，复查结果转氨酶正常，1个月、3个月后再查仍然正常。全家皆大欢喜。

（美国匹兹堡大学医学院　宋屹）

⑪ 肝功化验正常不等于肝脏没病

◎生化工厂与肝功能试验

医生常会碰见这种情况：患者或其亲友拿着一张肝功能化验结果问医生："有病没有？"

要科学地回答这个问题。还得从肝脏的功能谈起。

肝脏是人体最大的实质性器官，健康成年人的肝脏约重1400克。肝脏结构复杂，有双重血液供应（丰富的氧气和营养物质分两路入肝）。人体自身的或从食物中摄取的蛋白质，在这里分解、转化、重新合成。从肠道吸收来的葡萄糖，在这里合成肝糖原，需要时又分解为葡萄糖进入血液，供机体利用。肝脏还能合成和贮存脂肪。同时又是无机盐类和各种维生素的"仓库"。进到人体的药物、毒物，"第一关卡"就是肝脏，要在这里解毒。因此，肝脏被称为"人的中央生化工厂"。

根据这些生化功能，医生们设计出许多试验来检验肝脏的功能,如转氨酶、胆红素、血清蛋白等,这些项目各有其特殊意义。然而，肝脏有极强的代偿能力，一部分出了故障,另一部分自动进行代偿来维持正常功能。医学家将狗的肝脏切去1/3，狗的肝功化验仍然正常。可见目前肝功检查只能说明肝脏的部分生化功能，并不能直接说明肝脏是否有病。

◎有些肝病要靠影像学检查才能确诊

肝脏的某些疾病（如良性肿瘤、恶性肿瘤、寄生虫病、囊肿等）

肝功化验上可能没有变化，而通过影像学检查，就能显示出肝脏外形的变化，显示病变大小、范围，甚至可提示其性质，我们常说的 CT、B 超、磁共振等就属此类检查。

◎有些肝病要靠免疫学方法才能确诊

病毒所致肝病的检查麻烦些，上面说的两类方法全都无大用，要通过抗原抗体检查来确诊，平时讲的"两对半"就是查乙型肝炎病毒的。现在对丙、丁、戊型肝炎也可作类似的检查，只要抽血化验就行了。而一些免疫性肝病，非参考免疫学检查结果，不能确诊。

◎有时只有病理学检查才能确诊

由于肝病种类很多，表现、影响范围各异，即使通过肝功、影像学、免疫学方法，有的还是不能确诊，例如肝脏的结节性病变、肝纤维化等，最终只有靠肝穿刺甚至手术取得的标本，经病理学检查才能"拍板定案"，虽然不得已，但还得为之。

不难看出，几大类的检查"各有千秋"，可以互相补充却不能互相代替，更不能以某一类代替全面。就像判断汽车有无故障，应从电路、油路、机械系统几方面进行检查才能作出正确结论一样。不同的肝病，要挑选恰当的检查方法，有时需要几类检查并举，结合患者的临床表现才能作出综合判断。那种"见物不见人"，简单地说"有病""没病"既不科学，也易误诊。

⑫ 出现黄疸就是肝炎吗?

人们常说，白眼珠发黄了。是的，最容易辨认黄疸的部位就是巩膜（俗称白眼珠），因为它无遮盖对比明显。重度黄疸患者出的汗、尿液常将内衣裤染成黄色，其实人的内脏如肺、肾、肠管……也可被染成黄色，只是不容易看到罢了。我国古代医家及西医的鼻祖们，很早就记录了黄疸这一病症。

◎黄疸是什么引起的?

事出有因，为什么这些器官会发黄呢？原来这是由于血液中一种黄色色素——胆红素升高造成的。人体中的红细胞存活120天以后就会衰老，这些老化的红细胞在体内网状内皮系统被破坏分解，释放出其组成成分的血红素，血红素被人体"中心生化工厂"——肝脏进行一系列加工，将血红素变成胆红素，并进一步变成结合胆红素，后者通过胆道系统被排到肠内，大部分被肠内细菌作用形成尿胆原（素），尿胆原构成粪的颜色，少部分尿胆原被吸收入血又回到肝脏，并被还其原形——结合胆红素，再从胆道排泄入肠，如此循环不已。极少部分尿胆原从血液运到肾脏，后随尿排出，尿的颜色也在于此。不难看出，胆红素的生成与运转和血液、肝脏、肾脏、胆道系统有着密切的关系。健康人血里有微量胆红素存在。

可以恰当地把胆红素生成过程比之为精确控制的流水生产线，一步接一步，一环扣一环，任一环节出了故障，血中的胆红素就会堆集起来，超过正常含量的 2.5 倍以上时，就表现出黄疸。

各种原因，如药物、疾病、遗传因素等，造成红细胞大量破坏引发的黄疸，称为"溶血性黄疸"，好比流水生产线的第一步原料过多，产品也就会相应增多。

如果流水生产线的关键加工机器出了故障，未加工完的半成品和已加工好的成品，也会堆积起来。人的肝脏是制造、处理胆红素的关键"机器"，它极易受病毒、细菌、药物、毒素等因素的损伤。正常结构如果被破坏，胆红素就泛滥入血引起"肝细胞性黄疸"，肝炎引起的黄疸即属于此类。

如果排泄通路，即胆道系统被结石、炎症、寄生虫、肿瘤阻塞、挤压，已加工好的结合胆红素不能排入肠道只得反流入血，就是"阻塞性黄疸"。因阻塞程度不同排泄到肠内的胆红素减少或全无，病人大便可变成灰白色。这就好比生产线成品输出道受阻的情况一样。

在临床实际工作中，这些类型常是混合存在的，使黄疸的诊断更加复杂。

◎出现黄疸时请告诉医生这些重要事情

不难明白，一旦出现了黄疸，就说明胆红素"生产线"上某一个或几个环节有了故障，应及时找医生诊治。此时患者应该准确地提供下列情况：

（1）发现黄疸有多久了？

（2）食欲及消化情况怎样？

（3）体重有无明显减轻？

（4）近期服用过哪些药物？有无饮酒情况？

（5）家中密切接触者有无黄疸？

（6）有无腹痛？

（7）有无皮肤瘙痒？

（8）尿与大便颜色有何改变？

（9）发热吗？

让我们还是回到原来的问题上来——黄疸就是肝炎吗？正确的答案应该说：不是，因为可以引起黄疸的原因很多，大部分肝炎不一定都有黄疸，但是如果把各种黄疸分别算，位居榜首的可能还是病毒性肝炎，也许这就是造成"误会"的主要原因吧。

⑬ 老人黄疸敲响警钟

黄疸是一种重要的临床症状，其直接原因是血液中的胆红素含量增高超过正常值。胆红素有两种：直接胆红素与间接胆红素，二者之和称为总胆红素。不同疾病升高的胆红素种类不同，不论何种胆红素升高，都可出现黄疸。

◎ 发现黄疸的"窗口"

最容易发现黄疸的部位，或说"窗口"是巩膜，瓷样的白眼珠被染黄得深浅不一，皮肤也可发黄，甚至内衣、内裤因"黄疸"也可染黄。有的人发现尿变成浓茶色、大便色变深、变浅。这些改变是因为组织被胆红素浸染，从尿、便排泄的缘故。

◎ "三多一少"警钟响

黄疸出现是一个重要信号，提示有肝胆、血液疾病，尤其是前者。黄疸虽可见于各种年龄的人，但老年人的黄疸有许多不同于一般年轻人的地方，医生常把年龄当成诊断黄疸病因的重要界限。

老年人黄疸与一般成年人不同，有"三多一重"的特点：

肿瘤病变多：约半数以上为肿瘤性疾病，如胰腺癌、胆系肿瘤、原发性肝癌、肝转移癌（来自结肠、肺、胃、乳房、前列腺）等。不少病例最先出现的症状就是黄疸。其次是结石性病变。

药物引起的多：由于老年人体弱多病，服药机会和种类相对要多，引起黄疸的常用药有：红霉素类、抗结核药、某些解热镇痛药、治疗痛风药、安眠药等。

延误发现的多：因为黄疸多是被旁人发现的，老年人活动范围小，接触的人较少，加上老人反应较迟钝，黄疸被发现的机会相对也少些。

急性肝炎病情重：老年人患急性病毒性肝炎虽然不如中青年多，但一旦染病，出现黄疸，提示病情严重，不可掉以轻心。

◎及早发现黄疸的门道

以下温馨提示，或能帮助老年朋友及早发现黄疸：

（1）请细心的家人或朋友看看老人巩膜有无黄染。

（2）每次如厕时，莫忘回头望，看看大小便颜色有无变化。

（3）健康查体或化验时，注意胆红素定量结果。

（4）不论有无黄疸，都可定期作上腹部B超检查。

（5）不明原因的皮肤瘙痒，可能是黄疸的一种症状。

（6）彻底治疗乙肝、胆囊炎、胆石症，老年人无症状胆石症、胆囊萎缩钙化，力争手术治疗。

（7）积极治疗糖尿病，可减少胰腺癌、胆系疾病风险，因为这几种病常纠结在一起。

（8）调整饮食，少吃烧烤肉食，增加食物纤维素、维生素C、维生素E、维生素B_6都有助于减少胆囊癌的风险。

（9）减肥，戒烟酒。

⑭ 肝病康复路，陷阱知多少

在肝病康复道路上有一些陷阱，肝病朋友如不小心或轻信"谣言"，可能会掉入其中。让我们给这些坑害人的陷阱亮出红灯！

◎陷阱之一：饮酒

一男性干部，40岁，患慢性肝炎已数年，肝功化验及症状时好时坏，但并不影响工作。入院主诉为神志恍惚，嗜睡1天，双手平伸有扑翼样震颤。细问病史得知逢节日又来远客，恰"妻管严"不在家，乃开怀举杯。饮白酒200毫升后出现症状，诊断为肝性脑病。

酒精本身及其在体内代谢产物乙醛，能直接损害肝细胞的结构与功能，影响肝细胞对糖、蛋白质、脂肪的代谢，造成能量生成严重不足；乙醇还能增加对肝细胞有毒的氧自由基。长期贪杯，可促进肝纤维化（肝硬化前期病变）乃至诱发癌变，对已有病损的肝脏影响尤为严重！所以肝炎＋饮酒的结果不是1+1=2。而是≥3或更大。应引起高度警惕！

◎陷阱之二：服药过多

秦某，男，30岁，放射科医生。患早期胃癌（经病理大切片证实）。术后情况良好。但患者恐惧复发，自行服用多种抗癌药达半年之久，术后一年半死于急性肝衰。

　　患者受疾病之苦急于康复而求助于药物，这种心情可以理解，却不知其中暗藏危机。近年来药物伤肝的发生率不断增加，据统计，药物性肝病占住院黄疸患者的 2% ～ 5%，占住院急性肝炎患者的 10%。国外报道暴发性肝衰约 20% ～ 50% 与药物有关。

　　不少药物在体内的代谢产物对肝细胞有毒，损害肝细胞的结构和功能，常见如异烟肼（雷米封）、扑热息痛等。肝脏已有损害时其细胞处于免疫兴奋状态，很容易发生过敏而使肝细胞损害加重。尤其应指出的是各种"保肝药"的疗效并未完全肯定，而不良反应易被忽略。中药如川楝子、蜈蚣、桑寄生、雄黄等，也会引起肝损害，并非百分之百安全。

　　药物性肝损害发生后轻者表现无力、软弱或转氨酶升高，中等度者有纳差、厌油、腹胀、黄疸、肝大，重者可表现为肝衰。特点是停用某种（些）药后症状较快好转，再服药症状又出现。所以专家们提出肝病用药建议如下：轻症不用药，中、重症少用药或短期慎重试用药，不依赖保肝药。这些都是从血的教训中总结出的"警世之言"。

◎陷阱之三：各种感染

　　梁某，男，43 岁，干部。因肝硬化腹水住院治疗 3 月余，疗效良好，黄疸减退，腹水消失，肝功能化验明显好转。拟于近日出院疗养。出院前 3 天，进不洁食物后发生腹泻，3 ～ 5 次／日，稀水便，发热 38℃。虽经积极治疗不见好转。黄疸迅速加重，嗜睡，转氨酶明显升高，第 5 日去世。

　　肝病患者免疫力明显减退，各种感染对于健康人可能并无大碍，却是肝病患者最可怕的凶手。无论是上呼吸道感染、肺炎，还是膀胱炎、肾盂肾炎，特别是细菌性腹膜炎与肠炎，一旦发生，患者常无招架之力。这是由于某些细菌释放出内毒素，肝病病人无力清除，内毒素直接伤肝。感染时发热，加重已有病变的肝脏缺氧而不堪负担。

◎陷阱之四：精神及（或）体力过度疲劳

精神刺激、激怒、吵架、极度兴奋或悲哀等精神方面负担过重，长途旅行、重体力劳动、锻炼过度等体力方面的消耗过大，都可导致抵抗力下降，使病情加重或出现消化道出血、肝性脑病等严重并发症。这些并发症反过来又大大加重肝脏的负担，使治疗十分棘手。

◎陷阱之五：营养过度

肝病需要加强营养以修复损害的肝脏，但过量摄入营养物质（糖、蛋白质与脂肪），超过所需则会转变成脂肪，贮存在肝内形成脂肪肝，使有病的肝脏难以应付。

以往曾有一种片面宣传，认为肝病患者要大量吃糖保肝。"困难时期"曾见1例甲肝青年人，连续3个月每月吃2 000克白糖——糖水、糖馒头、糖稀饭……3个月后发生了糖尿病，真是"一波未平，一波又起"。静脉点滴高渗葡萄糖是常用的护肝方法，但如过量，也可造成同样的后果。过量的蛋白质有使重症肝病发生肝性脑病的危险。

笔者把这些陷阱总结为5个字，请肝病朋友牢记：

酒、药、炎、劳、肥！

千万莫沾边！

（美国匹兹堡大学医学院　宋屹）

⑮ 肝脏哭诉药物伤害

不是吗，人们常说"心肝宝贝"。我，肝脏确实是人们的宝贝。没有我，吃进来的肉、蛋、奶就不可能改造成人体的蛋白质供生长、修补组织所需；没有我，大米饭、馒头、包谷就不能变成供给人体能量的葡萄糖；脂肪、油类也无法被人所利用；在我这里，储存有多种维生素和人体必需的微量元素（如铁、铜、锌……），所以我又名"维生素仓库"；绿绿的胆汁、红红的血红素都只能在我这儿制造；没有我生产的凝血因子，人们的出血就不会自动停止……还有一个更重要的方面，不论是吃进去的（经肠道进入），还是经肌肉或静脉注射进来的（经血液），或体内自己产生的药物、毒物、废物，第一关口就是接受我的处置（防毒、解毒），轻易不让它们伤害我的主人，让我的主人快乐、健康地生活。我夜以继日地在工作，从不消极怠工。

◎硬汉也怕超负荷

然而我的这些重要工作，有的主人从不知道，有的主人并不珍惜，他们常有意无意地用药物来伤害我。你知道吗？现在新发明的药物越来越多，唉！

对我的伤害也越来越多。不少医生在为我呼吁，成人的"肝炎"，10% 是药物伤害引起的，而 50 岁以上的患者，由于他们年老多病吧，40% 的肝炎是药物伤害我造成的。住院患者的黄疸，2% ～ 5% 也是这样发生的。这只是看得见的伤害，还有许多看不见的、轻微的，甚至为人所不知的伤害。人们哪里知道我的痛苦啊！

多种药物、毒物一入我的关口，我就尽全力把它们加以"改造"、处置，主要是通过化学的氧化、还原、水解与结合过程，有的毒性被消除了，但有时产生一些毒性稍小但仍有害的物质。为了主人的健康，我从不退缩，但我的能力毕竟有限，如果药（毒）物类大量入侵，大大超过我的处置能力时，我也会病倒的，这就是"药物性肝病"，主人也许还不知晓！我有时会对主人服（注射）入的某些药物过敏，主人就会出现关节炎、肾炎、皮疹、发热、甚至哮喘……主人们，有时甚至连医生也搞不清是怎么回事，越用药病越重。哪知道我在默默地受煎熬！

◎ 伤肝药物大曝光

这些年来我作了记录，哪些药曾经伤害了我，您看有这么多，就这还没记全呢！

铁剂、四环素、异烟肼（雷米封）、抗癌药、水杨酸类、对乙酰氨基酚（扑热息痛）等，会使我发生急性中毒（急性中毒性肝病），主人会出现黄疸。

氯丙嗪（冬眠灵）、红霉素会使我体内胆汁发生淤滞（胆汁淤积性肝病）。

有些药会使我发生肝炎样的病症，且这种情况逐年在增加，如：麻醉剂氟烷、红霉素、痢特灵、氯丙嗪（冬眠灵）等。

有的药影响胆红素代谢和分泌，如磺胺、水杨酸类、睾丸酮类，非那西汀与奎宁可使红细胞破坏而溶血。

以上这些发病过程较急，还有一些药物会使我产生慢性活动性肝病（慢活肝），肝功时好时坏，症状时轻时重，主人还以为真是慢性肝炎呢！这些药物有：双醋酚丁（通便药）、阿司匹林、磺胺、呋喃咀啶、保太松、甲基多巴，冬眠灵等。

◎ 中药也可伤肝

有的主人以为中药不伤我，这也不对，其实像植物类中药如黄药子、川楝子、苍耳子、鸦胆子、地榆、贯众以及番泻叶等，动物类中药蜈蚣、斑蝥，矿物类的雄黄等都能伤害我。有时它们是以中成药（药片、药丸）成分形式进来的，更不易为主人察觉。

我并不是那种娇气十足的宝贝，只是在对付药物毒物的奋力抗争中，力不从心时，或者我的力量虽充分，但主人的其他器官或功能发生障碍时，如免疫机制低下，肾脏功能不全，长期缺氧、贫血、营养不良或有其他重病时，受它们拖累，缺乏有力的配合，我也难以"孤军支撑"！

◎预防药物伤肝有道道

别让药物伤害我，其实这也不难做到：

（1）记住我今天的倾诉——药物会伤肝的。

（2）如果主人是乙肝表面抗原（HBsAg）携带者，他们的肝更易受到药物损害。

（3）主人在服药期间，尤其是服新药期间，请注意各种毒副反应。

（4）定期复查血、尿常规，肝功检查中的胆红素、谷丙转氨酶、碱性磷酸酶检查，最能反映我的状况。

（5）以往有药物过敏的主人，请您特别注意用药，因为即使是服不同类的药物，也容易发生过敏反应。

（6）已有肝病、肾病、营养不良的主人们，尤其新生儿或老年人，用药的种类和剂量要特别注意，老年人敏感的药，用时要慎重。

（7）一旦发现我受到了伤害（肝功能不好或黄疸），确与用药有关或高度怀疑时，停用！免得再加重我的损害，并适当给我以支持和保护治疗，但也不要过分，主要靠我自己来调理。

保护好您的宝贝吧！让我能更好地为您效劳！

（美国匹兹堡大学医学院　宋屹）

⑯ 筛选肝癌的利器——甲胎蛋白

◎甲胎蛋白的身世

我叫甲胎蛋白，曾用名胎甲球，从名字你们猜得出，"我"和胚胎（儿）有关，那是"我"的主人，"我"就是从他的卵黄囊、肝脏和胃肠上皮生产出来的，从受孕 4 周起越造越多，3 个月时达到高峰后渐少，并从主人小小肾脏排到羊水中。出生后主人生产"我"越来越少了。"我"的大名道出了我的本质——球蛋白之一的甲种球蛋白。对于小主人，从维持血液渗透压、刺激组织生长、防止致死的过敏反应、结合激素等方面"我"来保护他。至此，诸位就会明白"我"洋文名字的全部含义了：A——甲种，第一个希腊文字母，F——胚胎（儿），P——蛋白。"我"有不少"同父异母"的弟兄构成一个家族，这是后话了。

◎患肝癌时的多种变化

在主人出生以后"我"再次受到医生和患者重视。原来成年的主人如果得了肝癌，特别在亚洲、非洲肝癌高发地区，某些种类的肝癌细胞，好像胎儿肝细胞一样，大批大批地又将"我"生产出来，这一下可被医生们紧紧盯住了并说："就拿甲胎蛋白来追查肝癌吧！只要抽血检查就行，简单省事。"

其实，"我"在肝癌主人血中的含量并非一成不变，有时"我"持续高水平，有时持续低水平，忽而呈急剧上升，也有时稳定上升，甚至先高后低或者呈马鞍形变化……然而不管怎么变，医生都认为是肝癌存在的有力证据。医生们还发现："我"在血中含量的多少，可以反映瘤个头的大小，肿瘤越大，产生的"我"越多；含量多少的变化还可作为病情是否发展、治疗是否有效、患者预后如何等诸多方面的参考。

不止如此，中国专家们更用"我"去普查肝癌，查那些表面上看去健康，也没有任何症状的人群，看他们有没有肝癌，结果还真灵，一些微小的、很早期的肝癌都发现了，患者高兴，医生满意，这一成果使中国专家们在世界上大露头角，遥遥领先！

◎ "同父异母"者搅局

就这样一连串的桂冠戴到了"我"头上：肝癌侦探、可靠的肝癌标记……正当踌躇满志时，"我"的弱点也暴露了出来：居然有 30% ～ 40% 的肝癌细胞不生产"我"；胆管癌、胃癌、肺癌、肾癌、甚至白血病患者的血中也查出"我"的踪迹，"我"的特性被质疑，从肝癌出生的"我"也搞糊涂了，更不利的是，医生们说"在一些良性急慢性肝病(绝不是肝癌)的血中也查出了甲胎蛋白。""我"有点抬不起头来，哪里来的这么多"冒名顶替"的家伙？它们吓得有些原来不是肝癌的患者直出冷汗。

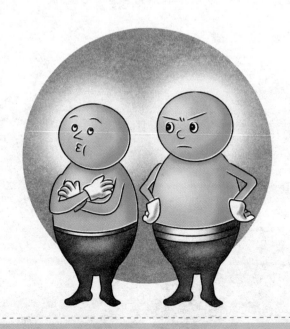

我只得请求科学家们申冤，经过他们仔细分辨，发现这些"冒名顶替"者都是"我"的"同父异母"兄弟："我"由两部分构成，父亲给了球蛋白那一半，母亲给了糖基那一半。那些来自其他癌肿、肝病的甲胎蛋白，球蛋白和我一模一样，糖基那一半各不相同，不过平时医院普通检查方法分辨不清罢了，通过更精细的方法还是可以"验明正身"的。"我"背上的黑锅，这才得以卸下！

◎正确判断有章法

瑕不掩瑜，不论如何，大家公认，在侦察肝癌中，"我"的功不可没。"我"也有自知之明，冷静下来想一想，各位请"我""出山"诊断肝癌时，不要忘记这些要点：

（1）莫光看1次的浓度报告，连续观察含量的变化更有意义。

（2）同时检查转氨酶，特别是碱性磷酸酶、谷氨酰转肽酶等，须知它们（特别是后两者）在诊断肝癌方面不但资格老，曾经也是很有贡献的。

（3）B超和CT检查，没有痛苦，如两者结合，诊断肝病水平可提高。

（4）最重要的是结合临床，在还不能广泛开展甲胎蛋白异质体（"同父异母"兄弟们）时，更应排除其他有关病变，不要抓住一点而不计其余。

⑰ 擦亮眼睛，缉拿脂肪肝团伙归案

◎越来越猖狂的脂肪肝

（医普通讯社报道）随着经济水平的提高，饮食与生活习惯的改变，脂肪肝作案广度与深度不断增加，从白发苍苍的老人到呀呀学话的幼儿无一不受其害，轻者无症状，或只有肝区不适，重者可发展成脂肪肝肝炎，甚至肝硬化，已经引起社会各阶层严重关切。

根据本社获悉，由于 B 超广泛应用，发现从南到北脂肪肝作案的报告，日益增多，如上海高校师生中为 8.8%，北京职工为 11%，南京机关干部为 10.2%，由于没有症状与经济原因，估计实际数字肯定还要高。

值得注意的是，脂肪肝常非单独作案，而有数名共同案犯，他们常互相纠结成"连裆裤"，或几犯同时围攻患者而不舍，由于这些案犯间联系密切，关系复杂，不但较脂肪肝单独作案危害广、程度深，且给破案与处理带来的困难更大。

现将已确定其同伙特征公示如下，希望广大群众认清他们的面目，以便早日缉拿共同归案。

◎肥胖症是同伙

与脂肪肝有联系的肥胖症高达 50%，重度肥胖者更高，成为发达地区主要同案犯。它形成脂肪肝的关键是内脏脂肪的聚集而非皮下脂肪。所以严重程度不一定与所见肥胖程度、高血糖、高血脂相关。

肥胖症的合并症与内科、外科、妇产科、皮肤科以及肿瘤科关系密切。其中尤以心脑血管病、肝硬化最为显著。

B超可确定是否有肥胖性脂肪肝，但应注意腹壁增厚脂肪的干扰。化验有谷丙转氨酶（ALT）升高，ALT/AST 大于 1。

肥胖性脂肪肝的临床表现不明显，肝功改变轻微，大多呈良性经过，作恶危害程度比较小。

◎糖尿病是"铁哥们"

20% ～ 80% 的糖尿病是脂肪肝集团成员，尤其是 2 型糖尿病，兼有肥胖者更甚。

这种糖尿病可能与其胰岛抵抗作用有关，抵抗作用能改变多种脂蛋白的数量与组成，结果导致血甘油三酯、低密度脂蛋白增高，高密度脂蛋白降低。

糖尿病脂肪肝，轻度多无症状，中、重度可有上腹部不适、腹胀、恶心呕吐、食欲下降等。化验检查血糖增高，肝功能轻度异常，谷氨酰转肽酶（GGT）升高比较常见，血脂异常。

在诊断糖尿病脂肪肝时，务必搞清楚二者发病的先后，以免诊断失误。

虽然糖尿病脂肪肝被控制后可以明显好转，但有时少数可向肝纤维化、肝硬化方向发展。关键是及早治疗与控制糖尿病，有高脂血症者，可用降脂药物，但要选择适当，不要雪上加霜，造成药物性肝损害。

◎高脂血症是"一家子"

血清甘油三酯、总胆固醇、高密度脂蛋白胆固醇、低密度脂蛋白胆固醇都与脂肪肝关系密切。不同成分的升高，可分为不同临床类型。

高脂血症可因肝细胞合成甘油三酯增加，同时或单独有极低密度脂蛋白合成障碍，造成肝脏内甘油三酯堆积，引起脂肪肝，尤以高甘油三酯血症引起的脂肪肝占大多数。

诊断高脂血症时应该注意另外一些疾病如糖尿病、甲状腺机能减退等也可以出现高脂血症。

不同高脂血症类型有不同症状，包括腹痛、急性胰腺炎、肝脾肿大等，而合并糖尿病、肥胖、高尿酸血症较为多见。

高脂血症的诊断，要根据血脂测定。根据异常情况，分别称为高胆固醇血症、高甘油三酯血症、低密度脂蛋白增高血症与混合型血症。

◎酒精中毒是近亲

由于饮酒越来越普遍，酒精性脂肪肝日益受到重视。究其发生虽有多种因素，但目前多数学者确认，酒精本身，特别是其氧化代谢关键酶——醛脱氢酶活力降低，造成乙醛过多的堆积，引起肝细胞损害，是发生病变的主要原因。

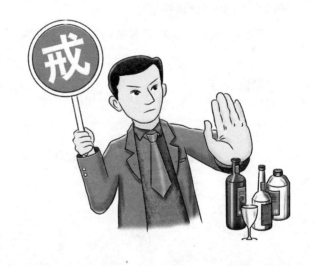

酒精性脂肪肝病理发展过程有其特点，病变早期，如果戒酒与积极治疗，病理改变可以明显减轻甚至消失，此点是其他性质脂肪肝所少有的，也是告别酒精、抓紧治疗的难得时机！一旦发展到肝纤维化、肝硬化阶段，则难以逆转矣！

一般认为连续饮酒 5 年以上，酒精量大于 50 克 / 日，就应考虑有酒精性脂肪肝。酒精性脂肪肝的肝脾肿大常见，化验检查谷草转氨酶（AST）/ 谷丙转氨酶（ALT）比值大于 2，谷氨酰转肽酶（GGT）升高是诊断较敏感指标。

治疗方面有两个重点：一是立即彻底戒酒，并且坚持终身戒酒；二是进低脂肪高蛋白饮食，补充多种维生素如 B1、B6、B12、叶酸、锌、蛋氨酸等，可望获得较满意的疗效。

◎病毒肝炎是帮凶

病毒性肝炎，不仅是乙型肝炎，尤其是丙型肝炎与脂肪肝关系密切，其感染率比对照组高8倍多！急性丙型肝炎有50%出现脂肪肝，病理改变为肝细胞内出现微脂肪滴；而乙型肝炎则是小脂滴，二者有所不同。其发生机制与肿瘤坏死因子有密切关系。

提醒医生与患者，在病毒性肝炎治疗过程中，临床症状、体征、肝功能长期不见好转，谷丙转氨酶升高，对抗病毒治疗或常规治疗，疗效不佳，反而出现"两高"：血脂增高，体重增加，必须考虑合并有脂肪肝存在，应同时加以恰当治疗。

◎其他罪犯待查

此外药物如阿司匹林、异烟肼、双氯芬酸钠、干扰素、5-氟尿嘧啶等数十种药物，都可引起脂肪肝。

胆结石是否与脂肪肝有密切关系，亦在监视之中。

特此公告。

⑱ 蜘蛛痣：肝硬化的红色标签

日常生活中，小到买衣服，大到购家电，细心的购物者，都会仔细查看商品的标签，从中了解产地、功能、特点及使用范围等等性能，没有标签的产品，就很难了解到这些重要资料了！

肝硬化虽然是一种比较常见疾病，却缺乏一块显眼的标签，它的早期症状和体征没有特殊性，多是极为普通的疲乏、消化不良等，既不像阑尾炎有转移性腹痛的特点，又没有肺结核的咯血，引人注意，所以肝硬化常被忽视，一旦确诊，多属于中、晚期。但是话又说回来，接诊的医生，特别是患者自己，如果细心的话，也能发现一些提示肝硬化的重要线索，不但是一种普通标签，甚至是带有警戒性的标签，一些肝硬化就是从这些标签开始，顺藤摸瓜而得到确诊的，其功诚不可没也！

蜘蛛痣就是最受重视的肝硬化标签之一。

◎辨认蜘蛛痣很重要

蜘蛛痣，顾名思义是说这种"痣"像"蜘蛛"，虽然它还有其他大名，但都名不离蜘蛛二字，如蜘蛛样毛细血管扩张症、蜘蛛样血管瘤等等，看来文章非得从美其名的蜘蛛开始不可了。

活蜘蛛身体居中，色黑，向周围伸出细长的四条腿；典型蜘蛛痣中央，也有个隆起3～5毫米，直径2～3毫米的"身体"，实际上是一条极细的小动脉，色泽鲜红，所以称为"红色标签"。如果用放大镜观察大蜘蛛痣"身体"，或用手轻轻触摸，可以发现甚至感到搏动，此处温度也比周围要高 3 摄氏度！说明蜘蛛痣体部不但血流通畅，代谢也十分活跃。蜘蛛痣也长"腿"，而且"粗腿"上还分出"细腿"，那是不同层次的小血管；如果用铅笔头压住体部，红色立即发白，一放手，又马上变红。患者大出血或死亡，蜘蛛痣也随之"销声匿迹"，这些蜘蛛痣真像活蜘蛛啊！

活蜘蛛头腿俱全，蜘蛛痣则不然，形态多种多样，有腿无头、有头没腿者皆有之。蜘蛛痣出现的数目不等，多为 10 余个，笔者曾经诊治过最多的一例，共有 230 个之多，活像身上爬满了蜘蛛！ 。蜘蛛痣数目多少，与肝硬化病情有关，这是后话。

◎它们都趴在哪儿？

与蜘蛛喜欢在潮湿、阴暗角落结网一样，蜘蛛痣在患者体表也有好发部位。

最多见：面部、颈部、手背。

比较多见：前胸上部、后背上部、手臂。

少见：口唇、耳、指甲床、结合膜。

极少见：头发发际以上、肚脐以下、膝关节周围、肺及胸膜表面、上消化道黏膜表面。

简而言之，若以两乳头作横截面，蜘蛛痣几乎全出现在乳头以上体表，有人认为这部分体表皮肤常暴露，容易受到外界各种不良刺激，这些部位的血管张力较低，一旦肝硬化患者内分泌紊乱时，容易发展成蜘蛛痣。内分泌紊乱，可能与肝硬化时体内求偶素，或其代谢产物等增多有关。

◎蜘蛛痣释放了病情信息

蜘蛛痣之所以为临床医生重视，乃根据多年来的大量临床观察和研究，发现蜘蛛痣的出现，可以反映出肝硬化病情、病理变化的多个方面，非常值得重视：

出现频率高：肝硬化患者有 50% ～ 60% 出现数目多少不一的蜘蛛痣群。

与临床病情密切相关：蜘蛛痣的出现，大致和病情平行，临床情况恶化时，蜘蛛痣数目增多，病情改善时，数目减少甚至消失。肝功能化验是判断病情的重要方面，蜘蛛痣的消长和肝功能的好坏，也有大致类似的关系。

和严重并发症有关：门静脉高压与食管静脉曲张破裂出血，是肝硬化最常见的严重并发症。有研究报告，蜘蛛痣数目多少，个头的大小，颜色深浅都与这种并发症发生概率呈一致关系。

间接反映肝细胞坏死程度：肝细胞坏死程度，决定着患者病情、预后。有学者通过肝活检病理标本的研究，发现肝细胞坏死严重时，蜘蛛痣不但数目多，而且总面积大，反之，蜘蛛痣数量少，总面积小，这一发现无疑给蜘蛛痣的"身价"加了高分。

◎小心另类来干扰

世间万事万物没有绝对的。蜘蛛痣当然也是一样，还有近50%肝硬化并不出现蜘蛛痣，尤其是胆汁性肝硬化，除非发展有门静脉高压，所以没有发现蜘蛛痣，不能否定肝硬化的诊断。其次，蜘蛛痣还可在急性肝炎、类风湿关节炎、风湿热、红斑狼疮、肾上腺皮质功能亢进和营养不良等疾病出现，并不表示有肝硬化存在。

蜘蛛痣甚至还可出现于一些健康人，特别是儿童，称为先天性蜘蛛痣，不易与肝病性的区别。部分孕妇在妊娠第2～5个月时，偶可出现蜘蛛痣，生产后2个月内会自动消失，无需紧张。

温馨提示：

在现实生活中，发现蜘蛛痣后，应该重视，但不必匆忙作出肝硬化的结论，要仔细询问病史，包括肝炎史、饮酒史、营养情况等，同时进行肝脏功能、免疫学和影像学（B超、CT）检查，必要时作胃镜，综合以上资料作出结论。一般说来，蜘蛛痣数目越多，"个头"越大，尤其出现在男性，肝硬化可能性大。如果在随访中，蜘蛛痣数目有所增加，个头逐渐变大的患者，更不能掉以轻心。这些不必靠医生，自己就能观察到。

⑲ 把"铁板一块"掀起来！

—— 肝硬化现代认识带来的希望

近来常有患者来咨询、诊疗肝硬化，虽然他们的条件不同，病情各异，但有一点是共同的，那就是在他们头上都压着一块重重的铁板，使他们抬不起头，喘不上气，那就是肝硬化＝不治之症，"铁板"也许是道听途说的"好心人"送的，笔者的某些同行似乎也给予了默认，应该坦白承认，前些年笔者也有相同的观点。

偶尔翻看 1956 年笔者那本发了黄的系统内科讲义，上面明明写着："肝硬化名称源于希腊文，意为黄褐色，描述本病肝脏的颜色、形态（结节状）与质地（坚硬），系多种肝病的终末期。"又说"预后不良"等等，至于病因则用寥寥数语一带而过。

这些描述加上平时所见失代偿期患者面色黝黑、大腹便便、深度黄疸……的表现，真像铁板一块。

然而时代在前进，科学在发展，今天我们已经有充分理由和正能量来掀开这块"铁板"，期盼受折磨的朋友走出阴影，看到希望！

◎病因研究出了力

对于疾病防治,最怕的就是原因不明。现在已经明确,我国的肝硬化80%以上来自病毒性肝炎,主要是乙型肝炎,其次是丙型肝炎,而甲型肝炎(常称为急性黄疸肝炎)发展成肝硬化的很少。现在了解到,从感染乙肝病毒发展为肝硬化,绝大多数并非"快速反应",而是要经过一个相当长期的过程,少则2～3年,多则5～10年或更长时间,这就给予了我们干预的充分时间,诚不幸中的大幸也!

过去由于技术的限制,不能及早准确发现这种感染,到肝硬化的症状出现,"生米煮成了熟饭"自然只能是"事后诸葛亮"的"马后炮"了!

病毒学与免疫学技术的发展,现在早早就可以准确掌握感染病毒的种类,活动情况,甚至精确到病毒复制(繁殖)的有无和具体数量的多少,还能知道目前机体对病毒反应的状态等等详细资料,情况明了,就能在最合适时加以"狙击",中断它的"为非作歹",也可避免不当干预带来的损害,这种全面了解只需采取极少量静脉血液检测,就可解决问题,这是过去无法想象的,这种检测不仅给治疗也给预防提供了科学依据。

今天预防和治疗肝硬化的"突破口"已经打开!

酒精毒性造成肝脏病变的关键步骤——醛脱氢酶活力被抑制也暴露在光天化日之下。随着生活条件与饮食习惯的改变,与高脂血症相关的脂肪肝作为肝硬化的病因之一,越来越受到重视。

深入了解了肝硬化的不同病因,就能采取不同措施来预防和治疗了。

◎病理结果使了劲

肝硬化的形成是一个较长期的连续过程,从炎症、坏死开始,经过纤维组织增生到纤维化,进而正常肝小叶结构被厚厚的纤维素分隔,形成不同于正常的"假小叶"或结节,这种假小叶或结节中的肝细胞已经不再是单板状排列,变成了多层堆砌状,由于四周被层层纤维素像硬壳一样包裹着,其内的血液循环与胆汁排泄系统和外界被隔断,形成了一个个典型的"孤岛",这种结构就是肝硬化的标志!

病理学最新了解到,形成肝硬化过程的关键是肝纤维化阶段。因为:

（1）正常每克湿肝组织含纤维组织 3 ～ 5 毫克，虽然肝纤维化阶段时含量成倍增加，但并没有"孤岛"形成，肝脏仍保持着正常功能，与肝硬化阶段不同，此时门静脉压、肝静脉压正常或稍高，肝脏与外界联系保持通畅，此点与病变的修复显然至关重要。

（2）诸多动物实验与肝活检病理的系统观察证实，经过合理治疗，肝纤维化是可以"逆转"的：纤维由粗变细、由厚变薄、由长变短，由多变少，虽然程度不同，表现为减轻，部分甚至完全被清理掉，正常肝小叶逐渐建立起来。

（3）虽然肝活检是诊断纤维化的金标准，但现代诊疗技术的综合运用，包括：肝纤维化生化指标、B型超声影像学、肝脏弹性功能定量检测等，可以初步"捕捉"到这一阶段。

（4）根据肝脏血流动力学研究和图像分析，发现肝静脉压力梯度可能作为结节、纤维间隔厚度、肝纤维面积比例的一个新尺度（标记），为发现肝纤维化增添了无创性"新武器"。

（5）根据病史：急性肝炎迁延超过1年就进入了慢性阶段，"有炎症才可能有纤维化"，把"发病后迁延1年不愈"作为抗纤维化治疗的起点，虽然不一定很精确，但对积极治疗而言有益无害。

◎ 新药开发立了功

抗病毒药物：乙肝疫苗和免疫球蛋白的应用，解决了乙肝的"垂直传播"问题。干扰素和拉米夫定的开发与广泛使用，开启了乙肝治疗的里程碑，其他核苷类药物相继用于临床，如阿德福韦、恩替卡韦、替比夫定等，疗效逐步提高，服用更加方便，这些药物虽然不是直接杀灭而是抑制病毒复制，不让病毒繁殖，对它加以"管制"能较快降低血液中乙肝病毒核酸（HBV-DNA）水平，可以改变乙肝患者病情发展和预后，有效减少肝硬化、肝癌的发生，提高了患者生活质量，延长患者生存期。

发展到代偿期的乙肝肝硬化患者，目下仍多注意保肝方面的治疗，容易忽视仍然需要抗病毒治疗。报告显示，这种患者单用阿德福韦或并用拉米夫定，不但有效增强抗病毒效果，而且有效促进乙型肝炎细胞转化为正常肝细胞，降低耐药发生率，改善患者肝功能，不良反应少，且价格低廉，值得临床推广应用。

　　最近美国得克萨斯医学中心的科学家报告，对于比较顽固的丙肝病毒，采用病毒唑（利巴韦林）合用数种蛋白酶抑制剂，治愈率达到 91.8% ～ 95.9%，取得超乎寻常的效果，把目前应用的干扰素远远抛在后面！而且有望很快用于临床。

　　抗纤维化药物：阻断肝纤维化的形成，不但是防止病变向肝硬化发展的关键环节，更是治疗"效价比"最高的一步。在这方面，近年来中草药的实验与临床研究成果丰硕，已经证实：桃仁、红花、丹参、川芎、赤芍、汉防己、鳖甲、虫草丝、松黄等，分别具有改善肝脏微循环、防止肝细胞坏死、变性，更能减少胶原纤维生成或促进其分解，而且已有成方，服用方便，但疗程要较长。

　　并发症的治疗：肝硬化重要并发症是患者死亡的主要原因，例如：上消化道出血现在可以采用多种有效降低门静脉压力药物；内镜下栓塞或套扎止血的疗效肯定；顽固腹水的浓缩回输技术等等。这些虽然不能解决肝硬化的根本问题，但已经挽救了不少危重患者的生命。

◎喜用新眼光看肝硬化

　　行文至此，读者当可理解，本文并没有介绍肝硬化的某个治疗方案，而是希望通过介绍有关肝硬化研究的新成果和认识来传递一个信息：肝硬化将不再是压得人透不过气的"铁板一块"，把它掀起来！它可防、可治！学者们相信，"肝硬化"名称的"寿命"不会太长了，将会被新的、更具体、更有治疗意义的诊断系统所取代！

　　基于"正能量"的信心比什么都重要，让我们满怀热情与希望去欢迎它、拥抱它！

⑳ 肝炎饮酒就是火上浇油

◎酒友中肝炎何其多

本文说的肝炎，包括甲肝、各种类型乙肝（"大、小三阳"、病毒携带者）及丙肝等病毒性肝炎，肝纤维化与肝硬化，目前在我国是一个数目巨大的群体，无处不见！

近年来，饮酒也越来越普遍，生意场、职场、红白喜事、兴高采烈或闷闷不乐……都离不开酒，君不见，媒体上镜率第一位的，非酒莫属。频频举杯者，也是一个相当大的群体！

说肝炎遇上酒精，就是火上浇油！绝非危言耸听，请听细细说来。

◎病毒燃起了一场大火

以乙肝为例，病毒进入人体后，第一步先钻到肝细胞内复制、繁殖，然后从肝细胞"钻出来"进入血液，刺激免疫系统，生成一种特殊淋巴细胞，这种特殊的淋巴细胞专门瞄准它"进去过"的肝细胞与之结合，结果释放出许多毒害肝细胞的因子，造成肝细胞的炎症、坏死，由轻到重，由小范围到大范围，进而发展到纤维化、肝硬化。

这一过程，从"星星之火"的病毒开始，烧成了一场大火，如果火场上并没有油库，还算幸运！

◎酒精毁了油罐的"保险阀"

饮酒，尤其是大量及（或）长期饮酒，使火场上出现了新情况。

酒精进入体内后，在肝脏中先被氧化成乙醛，乙醛虽然毒性比酒精大，但正常情况下经过醛脱氢酶作用后，能逐步被彻底代谢掉，并不会发生乙醛中毒，乙醛脱氢酶的这种"保护"作用，有如电器中的保险丝，能使电器不至损坏。

大量及（或）长期饮酒，情况发生了重大变化，关键角色乙醛脱氢酶受到损害，轻则工作效率下降重则功能丧失，结果毒性较低的酒精，尤其是毒性高的乙醛大量堆积在血液与肝脏内，破坏肝细胞结构与产能过程，加上缺氧，开始引起脂肪肝，多数主人并不知情，仍然饮酒不断，乙醛越堆越多，破坏作用越来越强，肝细胞变性、坏死，大量纤维形成，就是临床上的肝纤维化与肝硬化，甚至肝癌。

◎可怕的复合灾

如果说，病毒使肝炎恶化是一场火灾的话，肝炎患者再加上饮酒造成的损害，有如一场发生在火灾现场的油罐爆炸，无疑又叠加上了新灾难，出现的是油助酒燃，酒帮油烧的"复合灾"！

◎细看酒精是怎样使肝炎迅速恶化的

饮酒使肝炎患者肝功能迅速恶化，临床上屡见不鲜，因为酒精不但使肝细胞对乙肝病毒的敏感性增高，还促进病毒复制。

乙醛可以增加胶原的产生，胶原正是形成肝纤维化和肝硬化的"原料"，大量"原料"出现会加速肝炎向肝纤维化、肝硬化恶化的进程。

酒精诱导体内生物氧化系统，使无毒、毒性小的物质变成有毒、毒性大的，无致癌作用的变成致癌物，是由于酒精能抑制细胞对DNA

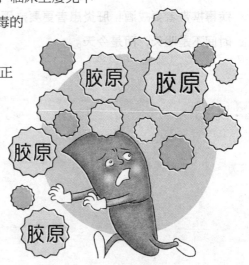

损伤的修复。乙肝（包括带毒状态）与肝癌关系密切，乙肝患者不但肝癌发病率高，而且肝癌出现得更早；单单饮酒就是肝癌的危险因素，更不用说加上肝炎的恶果了！

◎死亡风险的警示

"死亡风险"一词也许令人不快，却是响亮的警钟！

最近美国杜克大学的著名丙肝专家尤努和他的同事完成了一项大规模的全国性调查，历时14年，跟踪近万名健康人与确诊的218位丙肝患者发现："过量饮酒"的丙肝患者与酒量相同健康人相比，死亡风险高出5倍；即便都是"小量饮酒"，丙肝患者的死亡风险仍要高一倍；都是"适量饮酒"，死于各种肝脏疾病的风险，丙肝患者比健康人群高出73倍！死于"其他疾病"的风险也要高出近3倍！结论是无情的：不论饮酒量多少，丙肝患者不但都比酒量相同的健康人死亡风险高得多，死于各种肝脏及其他疾病的风险，也要高得多！

丙肝如此，丙肝难兄难弟的乙肝，又能好多少呢？

奇怪的是，调查统计显示，肝炎患者比一般人更爱喝酒，真不知是中了什么邪？

道理说得不少了，诚恳奉劝的只有两句话：

病毒携带者要戒酒！肝炎患者更要戒酒！
时间不是明天，而是今天。

㉑ "肥肉"受审记

审判地点：医学科学法庭，WHO 总部
审判缘由：控告"脂肪集团"致病伤人案
出席人员：审判长
　　　　　原告及委托律师
　　　　　被告"脂肪集团"代表（肥肉）及辩护律师

审判长：请书记员审查有关人员身份。（报告无误）原告可以先陈述。

◎肥肉、脂肪有罪

原告 FL：请各位不用笑我这么胖，其实近 10 年国人都在变胖，男的平均胖了 1.6 千克。女的还更多一点，1.8 千克，5 个胖人中就有 1 个脂肪肝！正因为如此，我才代表广大脂肪肝患者来状告脂肪集团。

　　我们胖人被脂肪肝坑害成的可不少，光上海市体检就发现高达 20%！其中重的已经发生了脂肪性肝炎，甚至肝硬化，不少人化验血同时有高脂血症。起先大家还蒙在鼓里找不到原因，现在知道罪魁祸首就是"肥肉"！我虽然从小就爱吃肥肉，可有的脂肪肝不胖，也不吃肥肉，这个'肇事者'咋这么阴险呀？害人也不打招呼。

　　原告 AS：（一位瘦小、干瘪的老头拖着腿、挂着拐进来了，显然是脑血管病后遗症患者。）

　　高血压脑出血把我害成这样子，病根子医生都说是动脉硬化，就是大量胆固醇沉积在血管壁，结果血管阻塞、变硬、不通，最后脑血管破裂出血，造成今天的结果。我还算是幸运的，好几位朋友没有高血压，就只有动脉硬化一下子人就走了！全世界有多少人受它们的害啊！审判长，这个冤你要帮我们审呀！

　　原告 HR：已经去世和还在受折磨的心肌梗死、冠心病和心绞痛的广大患者，还有糖尿病朋友都要我代表他们声讨、控告'肥肉'的罪行，因为冠心病死亡的患者中，77% 归因于高胆固醇，比糖尿病、高血压的危险性还大………

　　FL、AS、HR：记得困难时期倒好，这些病不多，如今"肯德基""麦当劳"场场满座，餐馆里的毛氏红烧肉、炒肥肠…好不热闹，你说与这些病没关系？

　　肥胖、糖尿病、高血压、高血脂与冠心病，医学界称为"五病综合征"是现代人的第一杀手，个个都是你们"肥肉集团"的罪过！

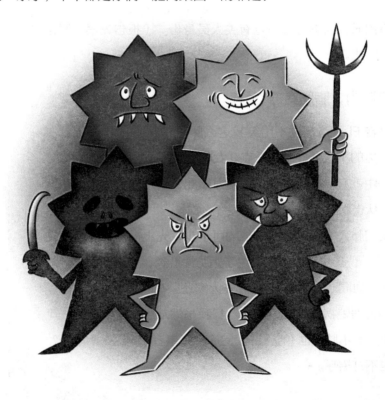

◎厘清脂肪成员面目

审判长：各位原告不要激动。被告代表"肥肉"，你可以申诉。

肥肉：首先要把我们的身份厘清一下，因为大家在日常生活中都熟悉我，脂肪集团委托我来做代表。脂肪集团有3位主要成员：实力最大的是甘油三酯，又名中性脂肪，简称脂肪，其次是胆固醇，老末叫磷脂。我们有共性，又有个性。老大和老二"股份"大，活动多，也就成了"众矢之的"……

被告律师：我想先说明一下，肥肉与肥胖、高血脂并无必然的联系，不吃肥肉也可以发胖，也可以出现高血脂，有些胖同志不是说过，喝白开水也会发胖吗？不要全怪罪肥肉！

肥胖是身体白色脂肪堆积的表现，主要成分是中性脂肪，但造成堆积的原因甚多，与内分泌代谢、遗传关系密切，美国科学家最近发现，被命名为IKKE的基因是控制肥胖的主要基因。

从营养学角度看，出现肥胖者总热量、尤其是淀粉类主食的摄入比脂肪摄入的绝对量更为重要。

原告律师（1）：不论原因如何，已经肯定高脂肪饮食，确实是动脉硬化及继而发生的高血压、心脑血管病的根本原因，对糖尿病则是重要因素。不仅如此，脂肪代谢失常和痛风、胆石症、高尿酸血症、骨关节病的发生也有关系。

原告律师（2）：更危险的是，高脂肪食物和某些癌症的关系。且不说在欧、美、澳洲高脂肪食物与大肠癌、"红颜第一杀手"乳腺癌之间关系早被肯定的结论，日本与我国，大肠癌的发病率原本并不高，近年我国紧跟日本之后，大肠癌发病率却急剧攀升，专家们惊呼：青年国人大肠癌所占比例竟高出欧美4～10倍之多，食物结构的西化实在难逃干系……

◎绝对低脂肪祸兮福兮？

被告律师：你提供的材料固然可信，但问题并不是"非0即1"这么简单。有记录显示，晚期癌症患者血液中胆固醇含量并不增高，反而低于正常水平，被临床医生称为"不幸的丧钟"。流行病学调查显示，低胆固醇也会增加罹患癌症的机会，因为肥肉中的共轭亚油酸对癌细胞有很好的抑制作用。甚至完全不摄入脂肪类，反而可出现绝对性高血脂。这同样是事实呀！

◎脂肪、肥肉有功

肥肉：审判长，请不要把我们等同于"垃圾食品"，我们是人类必需营养素之一，重要性并不次于蛋白质与糖类。

大家知道，现代社会一分一秒都离不开能源，脂肪是人体优质能源。这是因为同样重量，脂肪供给的能量是糖、蛋白质的两倍，堪称高效。其次，和蛋白质、糖类"亲水"性体积膨胀性所以在体内占地方大相比较，我们脂肪不沾水，紧紧凑凑的，占空间少，好存储，堪称高浓缩。

像今天天气这么冷，各位在食物中添加一点脂肪，身上就会暖和多了……

审判长：请注意围绕主题发言！

原告律师，高摄入肥肉，尤其是加工过的，更是前列腺癌、胰腺癌的"肯定危险因素"，各位不会忘记爱吃肥肉、体重100多千克的世界第一男高音受尽折磨的后果吧？

被告律师：请让我把话说完。贮备能量是集团老大完成的。老二、老三则在构建人体基本组织中扮演主角，包括各种膜（细胞膜、核膜、线粒体膜）的构成。调控人体各种生理功能与感情、思维等高级神经活动的脑与其他神经细胞，含主要成分是老三（磷脂），其重要性自不待说。

AS：一些常见病如骨质疏松（软化）、骨骼发育不良、夜盲症、出血倾向，甚至糖尿病的酮症等，也和脂肪有关。

被告律师：不错，人体必需、又不能自造的维生素A、D、E、K，只能溶解在脂肪中，才能被人体吸收利用，一旦没有脂肪这个唯一的"载体"，这些维生素就会缺乏，你说的那些病症就会出现了。

此外人体内重要调节物质如肾上腺皮质激素、性腺激素、胆酸……都是从胆固醇合成的，所以成年人每日必须通过胃肠道吸收0.5克胆固醇才能满足这些需求。一位科普作家曾经风趣地写道："假如真的没有了胆固醇，'警报反应'不

灵，不男不女，不孕不生，美味佳肴无味，出血不止，到处是佝偻小人……那该是一种什么样的世界啊？"（笑声）

审判长：请保持严肃。今天的庭审到此结束，本案改日宣判。

◎ 审判长的宣判

数日后……

审判长：在听取了控、辩双方意见后，本庭又深入征求了临床、病理、营养专家的意见后，状告"肥肉"（别名脂肪）一案，宣判如下：

脂肪类是人体组成成分之一，有多种重要生理功能，一定量的摄入，在生命活动中不可或缺，说明"脂肪集团"成员本身并非罪犯，更非垃圾食品。

但是大量资料同时说明，脂肪类摄入过量确是致多种疾病的重要因素，影响人们的生活质量与健康，成为当今严重的社会问题，不可忽视。

不能缺少，又能致病，看起来似乎是矛盾的两副面孔，实质上是一回事，关键在于量的问题，和所有事物一样，"量"的过度与不足，同样都会引起'质'变，脂肪类摄入过多会引起高血脂、癌症、血管病变等，这是大家比较熟悉的，同时已经证实，脂肪类摄入不足，同样会促使高血脂、癌症和血管病变的发生，就是最好的例证。

就像火，给人类带来文明；火，也可毁灭人类文明于一旦，平衡的主动权就由我们的嘴来掌握了！

建议解决问题的办法：

一是"限量"：世界癌症基金会建议，每人每日摄入牛羊肉与猪肉（红肉）的量应该限制在 80 克（1 两半）以下。

二是摄入方法要科学：以鱼肉、虾与禽类肉（白肉）代替红肉，营养学家指出，白肉确有抗癌作用，可使结肠癌的风险下降 25% ～ 50%，这是由于其中 ω-3 脂肪酸的抗癌作用；

肥肉、红肉用文火炖 2.5 ～ 4 小时后，其内部成分发生了"趋利"变化，饱和脂肪酸与胆固醇含量下降 30% ～ 50%，对人体有益的不饱和脂肪酸会增加；

加入适量的海带、红白萝卜、花生、黄豆、核桃（之一、二）同炖；

将肥肉先炼油，这样胆固醇含量可降低50%，将这种油与植物油按1∶2比例混合使用。

偶尔吃少量瘦肉或烤肉，如果能伴着吃一些生菜，可以减少患癌症与心脏病的概率。

（原、被告双方表示无异议，不再上诉）

胆常见病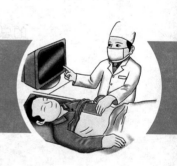

㉒ 胆囊息肉并非都要开刀

◎什么是胆囊息肉?

胆囊息肉是指一类从胆囊黏膜("内衬")长出的隆起物的总称,向腔内突出,体积一般较小。分为肿瘤性与非肿瘤性两大类。

肿瘤性的包括:腺瘤(癌前病变)、小腺癌。非肿瘤性的包括:胆固醇性息肉(局限性胆固醇沉着)、炎症性息肉。而腺肌症则介于二者之间。

◎发现胆囊息肉是谁的功劳?

胆囊息肉比较常见,即便B超未广泛使用前,实际胆囊息肉也并非罕见,只是当时临床诊断不易,国外两组千例以上尸检报告胆囊息肉的检出率高达12%～16%,说明胆囊息肉病只是"养在深闺人未识"罢了!。

近年来胆囊息肉似乎越来越多,尤其见于中青年人,究其原因,主要是由于健康检查的普及,诊断方法的进步,特别是腹部B超广泛应用,能发现过去难以发现的息肉,B超诚然功不可没。

但仔细分析,这种多发其中显然还藏有另外的因素。由于营养与饮食习惯的改变,国人肥胖、高脂血症发病率急剧上升,肥胖对多种疾病造成的影响众所周知。高脂血症发生率升高不但使胆固醇性息肉增多,还会使胆囊炎增多,炎症性息肉也会随之增加。

◎促发胆囊息肉的因素有哪些？

根据研究，电离辐射（如过于频繁的X线、CT检查）、长期酗酒、吃刺激性食物过多、不吃早餐、晚餐过饱以及摄入食品添加剂过多等，都易发生胆囊息肉。所以从预防角度出发，应该努力避免与防止这些因素。

胆固醇性息肉是胆囊息肉中最常见的一种，是胆固醇代谢局部紊乱的表现，由于胆汁中胆固醇浓度升高沉积于胆囊黏膜固有层的巨噬细胞内形成了向黏膜表面突出的黄色小结节，就是胆固醇性息肉。这种息肉可呈弥漫型，也可呈局限型分布，而以后者为多见。

◎胆囊息肉的症状与诊断

大多数胆囊息肉患者没有任何临床症状，而是在检查其他疾病或健康查体做B超检查时发现的，少数患者有右上腹部或剑突下不适、疼痛或消化不良，程度可轻可重，腹痛性质无特异性。如同时有胆结石或急、慢性胆囊炎时，可以出现胆绞痛、黄疸、发热、右上腹部压痛及白细胞升高等。

胆囊息肉的确诊，主要靠B超检查，因为B超有简便易行、无损伤、可重复检查的优点，阳性率高达90%以上，但阳性率受仪器性能与检查者水平影响。由于胆囊息肉一般比较小，CT和磁共振检查中容易被遗漏，一般不主张用于常规检查。

B超检查虽然不能最终确诊息肉的良、恶性，但可对此提供重要信息。要进一步区别息肉的良、恶性，还可选择彩色多普勒、声学血管造影、超声内镜、CT等检查（之一）。病理活检虽然是确诊的"金标准"，可惜往往只能在手术之后才能获得。

不同种类与性质的息肉，在B超图像上的表现有所不同，图像上的表现，是术前区分息肉种类与良、恶性的重要参考依据。现结合病理性质分别介绍如下。

胆固醇性息肉： 占胆囊息肉40%以上，胆囊形态正常，壁可轻度增厚。2/3的息肉为多发，有时超声难以判断准确数目，小的仅为强回声点，大的不超过1厘米。呈球形或桑葚形，大多有蒂与胆囊壁相连，但易脱落，故手术前必须复查。息肉不随体位移动。其后不伴有声影。胆固醇性息肉与多发乳头状腺瘤不易鉴别。

胆囊腺瘤：较少见。多单发，亦可多发。呈圆形、椭圆形或乳头状结节。基底较宽，偶带蒂。比胆固醇息肉大，一般不超过 2 厘米，最大者偶尔超过 5 厘米，甚至充填整个胆囊腔。腺瘤好发于胆囊颈部、底部。呈强、中等或弱回声。病理上分腺管状、乳头状及腺管乳头状 3 种类型，以腺管状多见。腺瘤容易癌变。

炎症性息肉：系胆囊慢性炎症增生在局部突出表现。半数为单发，多发往往有 2 ～ 5 个不等。基底宽，无蒂。大多同时有胆囊炎、胆结石超声图像。由炎症性肉芽组织与纤维结缔组织构成。B 超上不易与小胆囊癌鉴别。

胆囊腺肌增生症：胆囊壁的局限性增厚，部分病例呈节段性分布。好发于胆囊底部。常合并有胆囊结石。

◎胆囊息肉良、恶性的鉴别

胆囊息肉良、恶性的鉴别，不仅是诊断的核心，更是患者最关心的实际问题。严格地说，最终的判断应该根据病理检查结果，但获得病理检查结果只能在手术之后，因此从临床、特别是从 B 超所见作出初步判断，就更显得重要了。

如 B 超初步认为系炎症性、胆固醇性、多发的息肉，良性可能性大；但单发、直径大于 1 厘米、随访中息肉逐渐增大、患者年龄在 50 岁以上，都应该警惕息肉恶性变。伴有胆结石的息肉，恶变概率高。

初步诊断为良性息肉的，也应遵医嘱定期 B 超复查，动态观察息肉大小、形态的变化。建议复查时间：小于 0.5 厘米者，6 ～ 12 个月；大于 0.5 厘米者，3 ～ 6 个月复查 1 次，连续检查 2 ～ 3 次，如果息肉没有变化，可在每年体检或有症状时再进行检查。这样安排比较科学、安全。

◎哪些胆囊息肉应考虑手术治疗？

胆囊息肉要不要手术困扰着一些患者，有的医生说必须开刀，另一些医生的意见可能完全相反。胆囊息肉和胃肠道息肉病理特性构成比不同，所以处理方法也不完全相同；手术毕竟是一种创伤，对消化功能可能带来一定影响，所以胆囊息肉是否要手术应该权衡利弊、慎重分析，不要贸然手术。

但下列情况之一就应考虑手术，阳性条件更多者，就更应积极些：

（1）B超初步诊断为胆囊腺瘤。

（2）青年患者息肉直径大于0.8厘米。

（3）中老年患者息肉直径大于1.0厘米。

（4）合并有胆囊结石与/和胆囊壁明显增厚。

（5）B超提示息肉基底较宽。

（6）随诊中息肉逐渐增大。

（7）疑有其他癌变征象者。

（8）有久治不愈的消化不良或/及胆绞痛症状的息肉。

㉓ 认真清除胆囊癌的诱发因素

◎胆囊癌的发展过程

近年来，人群中慢性胆囊炎等胆系病变的发病率明显增高。患者90%合并有胆石症，并发糖尿病、胆管结石甚至坏疽者亦不少见，其危害自不待言。慢性胆囊炎反复发作，还会带来一种鲜为人知的隐患——癌变。一旦其原形毕露，往往已失去了治疗的最佳时机。

人体器官上的一些慢性炎症。虽然情况各不相同，但不少都有可能发展成癌症，这已成为医学界的共识。如慢性萎缩性胃炎发展成胃癌，反流性食管炎发展成食管癌，慢性乙型肝炎发展成肝癌等等。慢性胆囊炎也有发生癌变的可能，这种癌变常常在人不知、鬼不觉的情况下悄悄地进行着，甚至在胆囊切除手术前也全然没有料到。仔细检查切除下来的胆囊，竟然有1%～3%已经发生癌变了。

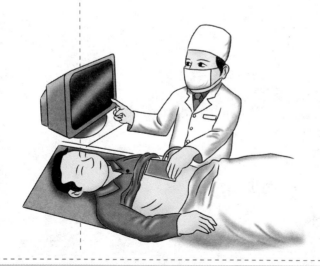

从炎症到癌变，是一个由量变到质变的过程，即：慢性炎症→上皮增生→不典型增生→癌变。在这一连串的变化中，关键的一步是不典型增生。这个显微镜下的病理诊断学名词，又称为异型增生，主要是指增生的细胞在形态、排列、内部结构及脱氧核糖核酸含量等方面，已经异于正常的细胞，开始发生质的变化了。

医学专家在实验动物的胆囊内放入天然石头颗粒、玻璃珠、石膏等刺激物，这些刺激物本身并无致癌作用，但却可以引起慢性炎症，进而诱发胆囊癌。另一方面，炎症刺激可以使胆汁成分发生改变，出现与胆酸结构相似的致癌物——甲基胆蒽。胆囊内的某些细菌感染（如厌氧菌感染）、癌基因被激活和抑癌基因失活，也都参与了胆囊癌的生成过程。

◎胆囊癌的高危因素

并非所有的胆囊炎都会癌变。但人们最关心的实际问题是：哪些慢性胆囊炎癌变的可能性比较大？用医生的行话说，有哪些高危因素。

老年患者：调查显示，50 岁以上的慢性胆囊炎患者，胆囊癌的发病率明显上升，占总发病率的 70% ～ 85%。

女性患者：胆囊癌的发病率，男女性别之比为 1 ： 3。国人不论任何年龄组，女性胆囊炎发病率都高于男性，进入老年组后尤甚。

病程长的患者：病程较长且反复发作的慢性胆囊炎患者，胆囊癌的发病率较高。

有结石的患者：统计资料表明，有结石的慢性胆囊炎患者，癌变率是无结石胆囊炎的 29.9 倍。尤其是多发型结石和充满型结石，癌变率更高。随着结石的增大，癌变率也不断上升，直径大于 3 厘米的结石与小于 1 厘米的结石相比，癌变率高 10 倍，可能与刺激大、病程长有关。

瓷瓶样胆囊患者：胆囊壁的黏膜层、肌层发生钙化，形成所谓瓷瓶样胆囊，多见于 65 岁以上的女性，瓷瓶样胆囊为慢性胆囊炎的终末阶段，癌变率高达 23%。

合并有胆囊息肉样病变的患者：胆囊息肉样病变，特别是胆囊腺瘤和腺肌症，被认为是癌前病变。较大的息肉样病变，癌变率高达 23%。

胆囊癌起病隐匿，早期并无特殊表现，极易被患者和医生忽略。要早期发现它，除了注意前面所说的高危因素外，采用一些现代医学手段进行检查，亦属必要。超声检查，特别是 B 超检查，是早期诊断胆囊癌的主要手段。其优点是简便、无创伤、影像清晰，识别微小病变的能力较强。可用于首诊、随访和普查，但对病变分期的判断帮助不大。B超检查易受肥胖、胃肠胀气等因素的干扰，也与检查者的技术水平有关。近遇1例B超首诊为胆石症、胆囊炎的老年男性患者，医生没有放过蛛丝马迹，请B超专家再次复查，结果发现为胆囊癌晚期。

新近开展的超声内镜检查，集内镜检查与超声检查为一体，克服了超声检查的不足，但设备技术要求较高，尚不普及。

CT及磁共振检查在了解病变定性、周围组织浸润情况等方面优于B超，特别是结合增强扫描或动态扫描时效果更好。但发现微小病变的能力不如B超，也受设备与价格的限制。

◎清除隐患要下决心

消除胆囊癌隐患，请从以下几个方面着手：

（1）彻底治疗胆囊炎与胆石症。及时控制胆道系统感染，积极治疗易发生结石的相关疾病，如糖尿病、慢性肝病等，彻底治疗急性胆囊炎，避免其转为慢性。

（2）尽可能地减少高危因素影响。

（3）调整饮食，改变饮食习惯。减低食物中脂肪含量及总热量，补充维生素。研究表明，吃烧烤、肉食较多者易患胆囊癌，宜加控制。食物纤维素、维生素C、维生素B6和维生素E能减少胆囊癌发病的危险性。

（4）减肥。肥胖指数高者胆囊癌发生率也高，肥胖者应积极减肥，控制体重。

㉔　鬼使神差的腹痛——胆道蛔虫症

◎蛔虫是如何入侵的

　　笔者刚刚处理完一位患者，急救车的喇叭声又一次响起。4个青年人抬着一副担架急匆匆走进诊室，担架上躺着一位中年男人，呼吸急促，不时地咳嗽，用左手紧压着左胸部，体温高达 39℃，急诊胸透和临床体征确诊为左侧大叶性肺炎并发胸膜炎。我正在开住院证时，突然出现了更为紧急的一幕：抬送患者的一位壮汉突然大叫腹痛，曲膝弯背，大汗淋漓，叫喊声一阵接一阵，比他抬步的患者更急，……急事急办，和外科大夫会诊后初步诊断为胆道蛔虫症，只得用原准备送肺炎患者的担架车先送这位壮汉去外科。约 15 分钟后，担架车空空地推送回来，推车者不是别人，正是那位大喊大叫的壮汉，略显疲惫，带几分羞涩的微笑。他自己解释说一进病房，突然就不痛了，就像闪电过去后一片平静。我给他开了 6 片肠虫清，叫他 10 天后来复查。几天后他用纸包着 2 条肉红色蛔虫来了……这是一个真实的故事。

　　蛔虫是以虫卵的形式进入人体消化道的，在消化道孵化出幼虫，幼虫钻进人的肠黏膜血管，顺血流入肝脏，再在血中漂流到心、肺，从肺穿过气管爬到咽部，再次被咽下到胃、小肠，"大劫不死"脱皮3次，在小肠内"抢食"主人的营养液后，发育成有生殖能力的雌或雄蛔虫，交配后产卵，卵被排出体外。不洁的饮水、瓜果蔬菜、餐具、双手沾染了虫卵，又会开始这种历时2个月的大轮回。

◎出现的症状和机制

蛔虫生性爱钻洞，又怕酸喜碱，胆道正符合这两个条件。但平时阿狄氏括约肌紧锁胆道"大门"，蛔虫不得而入。一旦主人胃酸酸度下降，高热、腹泻、胃肠功能紊乱，或驱虫药使用不当，蛔虫受到刺激而向上蠕动，遇上胆汁排泄增多，或"大门"有损关闭不严，蛔虫即乘虚而入。这一下可惹出了乱子：蛔虫浑身沾满成千上万细菌，进入原本无菌的胆道系统和胰管系统，主人就会出现化脓性胆管炎、急性胰腺炎；由于胆道系统和肝脏关系密切，还可发生肝脓肿，使人长期高热、黄疸、腹痛不止。然而，胆道并非蛔虫的理想居留地，既无氧供，又无营养，狭窄的通道难以"转身"；如不能退出来，则会自然死去，其腐尸或携带的细菌又成为胆结石的核心，国人10%的就是这样形成的胆石症的。

上面那位壮汉的临床表现就是典型胆道蛔虫症，突然发症，腹痛极剧烈，位置多在"心窝部"稍偏右，钻顶样疼痛。有时还可吐出蛔虫。患者虽然痛苦连天，常有以头碰墙、双手抓墙之举，医生检查腹部却没有什么异常，腹肌不紧张，压之疼痛轻微甚至不痛，反而久压、重压疼痛反而减轻。B超检查有时可见到胆管内有平行光带（蛔虫影），急诊胃镜有时更可见到半截钻到乳头肌外、半截悬在十二指肠腔内的蛔虫，如用特制钳夹出，疼痛立即消失。一旦蛔虫退出胆道时，疼痛也可突然消失，不留任何痕迹。

◎完全可预防

胆道蛔虫是可以预防的，主要是讲究饮食卫生，切实把好"病从口入"关：不喝生水。瓜果要洗净削皮吃。蔬菜要洗净后再烹调吃，尽量不生吃。生熟食餐具炊具要分开。饭前便后要洗手。便过蛔虫、有胆道蛔虫病史者，应彻底驱虫。驱虫药要选好，剂量要够。环境卫生方面，改水改厕，避免水源污染。使用天然肥时，应经高温发酵处理以杀灭虫卵。对于幼儿园、小学生、敬老院等易感群体，可定期驱虫。多吃山楂或有预防作用。

正在疼痛发作期，可按摩穴位（足三里、内关）或针灸，也可舌下含化心痛定（硝苯地平）10毫克（1片），并送医院急诊处理。

㉕ 奶奶的黄疸

◎老奶奶出现黄疸了

奶奶的白眼珠发黄4天了，大家都知道这是黄疸，这可是件大事，搅动了这个医药之家。

奶奶今年74岁，无疑是全家备受各方关注的人物。她平常身体还算可以，只是6年前因剧烈右上腹痛发现有胆结石，也有轻度黄疸。这次可不同以往，黄疸比过去重，却丝毫也不痛。就是厌油腻，食纳下降，尿色深如浓茶水，皮肤发痒，抓得一道道搔痕。在医院查肝功：碱性磷酸酶，γ-谷氨酰转肽酶特高，两种转氨酶稍稍超出正常，血中直接胆红素升高，血沉加快。

◎孩子、孙女、儿子之争

奶奶到底怎么了？医学之家开展了一场讨论：

孙女是医专三年级学生，刚学完诊断学，说奶奶是黄疸型肝炎，理由是：食纳下降，厌油腻，转氨酶升高，又无腹痛，何况肝炎是黄疸最常见的原因。

孙子是第二年的外科住院医生，他不同意妹妹肝炎的诊断，认为是旧病复发——胆石症，他说碱性磷酸酶和γ-谷氨酰转肽酶反映胆道情况最明显，符合奶奶的情况，但左思右想解释不清的是为什么这次和过去不一样：一点都不痛，而且这次黄疸这么重，皮肤瘙痒也是过去没有的。

在血液病房当护士的小孙女说，她见过溶血性贫血的病人有黄疸、没有腹痛的。谁也说服不了谁，只得等权威来裁定，儿子是消化科的副主任医师，听了各家意见后他笑着说："你们讲的都有部分道理，但不全面，你们知道'瞎子摸象'的故事吧？出现黄疸，首先要搞清是哪一种黄疸，黄疸有3种，肝细胞性、阻塞性与溶血性的，你们都说到了。不管哪一种黄疸，血中胆红素一定升高。"

儿子接着说："血中胆红素有两种：直接胆红素与间接胆红素，两者各有一定比例，合称总胆红素。直接胆红素升高，常提示胆道有病或肝脏有损害，而间接胆红素增多，多说明红细胞破坏多（红细胞是胆红素的原料）或肝脏功能不佳。尿中胆红素阳性说的是直接胆红素增加。这是一般规律，实际情况的判断要复杂得多。奶奶吧，是以直接胆红素增高为主，给我们提供了线索。"

"再看肝功，"儿子说，"我们把碱性磷酸酶与 γ - 谷氨酰转肽酶称为胆系酶类，奶奶正是这类酶特别升高。通常把转氨酶叫做肝细胞性酶类，主要反映肝脏细胞的损害，奶奶的这一指标也有轻微增加，因为胆系阻塞也可造成肝细胞轻度损害，而非主要病变所在，所以不能生搬硬套啊！"大家听得十分入味。

"大便颜色变浅，说明粪便缺乏胆汁，因为粪便的颜色是由胆汁色素及细菌对其分解的产物决定的。皮肤瘙痒只有直接胆红素升高刺激皮肤神经时才会发生，所以像剥洋葱一样，问题越来越集中了。"儿子继续说。

◎ 黄疸划线年龄重要

"这里我想特别强调一点，就是在区分黄疸病因时年龄的重要性，这是必须考虑的。如果以 50 岁划线，50 岁以前的黄疸，半数以上是肝细胞性的，50 岁以后的黄疸半数以上则是阻塞性黄疸。根据前面材料，奶奶的黄疸最可能是阻塞性的，阻塞性黄疸的病因也很多，如胆石症、胆系肿瘤、胰腺癌、壶腹癌、肝癌……"

大家焦急地问："怎么进一步检查呢？"

儿子面部表情突然沉重起来，说"阻塞性黄疸不疼痛，过去又有胆结石史，年龄这么大，是个不好的征兆。抓紧时间请刘教授作个肝胆胰部位的 B 超，他有很丰富的经验，还需作一个以肝胆区为中心的 CT 检查。两者可以互补，提高诊断水平，而且没有痛苦。"讲得虽然头头是道，大家的心却被揪住了……

两天以后 B 超和 CT 结果都出来了：胆总管癌。

26 我陪爷爷看胆病

（1）莫光看1次的浓度报告，连续观察含量的变化更有意义。

（2）同时检查转氨酶，特别是碱性磷酸酶、谷氨酰转肽酶等，须知它们（特别是后两者）在诊断肝癌方面不但资格老，曾经也是很有贡献的。

（3）B超和CT检查，没有痛苦，如两者结合，诊断肝病水平可提高。

（4）最重要的是结合临床，在还不能广泛开展甲胎蛋白异质体（"同父异母"兄弟们）时，更应排除其他有关病变，不要抓住一点 而不计其余。

◎ B 超最好

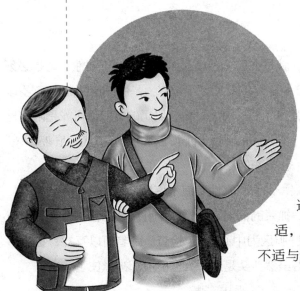

爷爷今年70岁了，从教学岗位上退下来的5年里，生活安排得很充实——上老年大学学书画，且经常外出旅游，除了轻度胆固醇增高之外，身体还算硬朗。

近一月来时感右上腹轻微不适，既不放射至他处，也无剧痛，不适与进食种类无关，食欲、体重也没变化，大便很规律。

爷爷住进了校医院检查，开始我认为并无必要，但内科主任说："年纪大了，容易出毛病，"又说："右上腹是器官密集部位，有胸腔一部分，肝脏、胆囊及胆道、十二指肠和结肠都在这里，深部还有右肾，哪一个器官出问题都可出现和爷爷一样的症状，有时甚至没症状。"正好是假期，我陪着爷爷做多项检查。这些检查包括：肝功及乙肝系列、尿常规、电子胃十二指肠镜检、钡灌肠、血常规，回报都未发现异常。因为B超检查是外聘专家，所以在第4天才做。

由于用的是大屏幕彩超，我也被允许"见习"。赵教授看得很仔细，几次叫爷爷变换体位，一会仰卧，一会左侧卧，B超探头也在右上腹皮肤作不同角度的切换，结果发现胆囊影变得很小，说这是胆囊重度萎缩的表现，而胆囊壁有一段明显增厚区，毛毛糙糙的，胆囊里发现3～4个强光团，光团后方各拖着一个"尾巴"，爷爷改换体位时，光团可以移动。看我有点疑惑，教授告诉我："光团就是结石，那尾巴叫声影，乃是结石的特征。"检查中爷爷很安静，很配合，没有一点痛苦的表情。啊！原来问题在这里，我暗自说道。

◎同是胆结石，老人不一般

第2天，内科主任拿来了B超报告，上面写着：慢性胆囊炎合并多发结石，胆囊萎缩，胆囊癌待排。后面这个诊断使全家突然紧张起来，爷爷好好的，怎么会得癌症？家里有亲戚也得过胆结石，痛得要命，可和爷爷的大不一样。

内科主任知道家里"开了锅"，把爸爸、妈妈和我一起请到他的办公室，耐心地说："老年人的胆石症明显和中青年人不同，有'五多'：无症状或症状轻的多，胆囊病理改变多，夹杂病多，胆固醇结石多，合并胆囊癌多。你可以对对号，爷爷至少已占了其中3/5，1项可疑。可以说相当典型了。"

对于这些，我并无异议，只是胆囊癌一项想不通其中的干系。内科主任好像看出了我的心思，对我说："由于结石长期慢性刺激，加上老年人全身、局部抗癌机制弱化，胆石症合并胆囊癌的明显增多，为青壮年的3倍，又以多发型结石、充满型结石、大于3厘米的结石癌变率高。更重要的是胆囊癌早期常无明显征兆，一旦出现黄疸、右上腹部疼痛加重、包块等，大多进入晚期而失去手术治疗机会。"一席话解开了我们全家的疑团。

◎正规手术安全

内科主任告诉我们："现在的设备、技术条件，即便是老年患者，手术还是安全的，不必为高龄过于顾虑，还是以尽快手术为上策。"

全家经过讨论同意了医院的建议，住院期间又做了心电图、凝血机制、血糖的测定，做了腹部 CT，确认没有转移性病灶，控制血糖稳定后进行了手术。取出来的结石共有 4 枚，较大的 1 枚直径达 1.7 厘米，表面呈淡黄色，敲不碎，卵圆形，切面呈放射状。外科主任说，这是典型的胆固醇结石。

我们更担心的是胆囊癌的问题，4 天后病理报告回来了：胆囊壁炎症，限局重度炎，并纤维结缔组织增生，未发现癌变。此时全家才松了一口气。爷爷住院 3 周，恢复得不错，大家认为虽然经历了 1 次手术，但除掉了一个隐患，还是值得的。

㉗ 胆石症偏爱谁？

　　胆石症发作时，可使患者腹痛难忍、坐立不安，黄疸久久不退，甚至会继发引起腹膜炎或败血症。胆石长期对胆囊的刺激，或胆囊慢性炎症，可以诱发癌变……

　　胆石症是一种常见的多发病。从发生的部位区分，有胆囊结石、胆管结石、肝内胆管结石等；而从结石的化学成分区分，又可分为胆色素性结石、胆固醇性结石与混合性结石等 3 种。

　　胆石症易发生于哪些人呢？哪些病容易引发胆石症呢？

◎爱女性

　　胆石症偏爱女性，世界各地均如此。据西方国家报道，女性胆石症患者比男性病人多 2 倍以上；国人还要高一些，约在 4 倍以上，不论年龄长幼都是如此。说明女性内分泌因素对胆石症的发病有重要作用。

◎爱高龄

　　随着年龄的增加，发生胆石症的机会逐渐增多，男女都是如此，女性增加的幅度更大。随着年龄增大，胆囊排空功能越来越差，胆汁易淤积在胆囊内，这是老年人胆石多见的主要原因。近年来，也可以见到 20 岁以下的胆石症患者。说明这种病并非老年人的"专利"，年轻人也应加以重视，并且积极预防。

◎爱胖子

高度肥胖时，发生胆石症的危险性会急剧上升。许多体胖者常有血胆固醇和甘油三酯（三酰甘油）升高，特别是前者，有利于胆石形成。

◎爱某些疾病患者

爱多产妇：怀孕时，胆囊容积增大，排空减慢，血液中的雄激素增多，促使"致胆石胆汁"形成，多产妇的这种胆汁"日积月累"，更易形成胆石。据报道，年轻（30岁左右）的多产妇更是如此。

爱肝硬化患者：肝硬化患者易发生胆石症。国外酒精性肝硬化病人较多见的是胆色素性结石，国内胆结石病人中，男性肝硬化患者比正常男性、女性肝硬化患者比正常女性胆结石发病率分别高出 3.6 倍与 3.2 倍。肝硬化时，雄激素在肝脏内的破坏减少，故血液中的雄激素升高，肝硬化时胆汁成分改变还与轻度溶血等因素有关。

爱糖尿病患者：糖尿病患者发生胆石症的危险性比正常人要高出 5 倍。其原因甚多，如胆囊的收缩排空差、胰岛素分泌异常、易发生胆道感染等。另外，糖尿病饮食和治疗药物，也会影响胆汁分泌。糖尿病、高脂血症与胆结石都有脂肪代谢障碍，常常"抱团"出现。

爱溶血性疾病患者：一些溶血性疾病，如球形红细胞增多症、镰刀状细胞性贫血，以及心脏瓣膜置换术后溶血，因为胆色素增加都可能发生胆石症，主要是胆色素性结石。

爱胆道感染患者：大肠杆菌感染和蛔虫感染多见。细菌分解的某些产物和蛔虫卵、蛔虫残体，可以成为胆石的最初核心，像滚雪球一样，胆石越滚越大，多为胆色素性结石。

爱回肠疾病与回肠部分切除术后患者：回肠是小肠的一部分。回肠疾病或回肠部分切除患者，约有 1 / 3 合并有胆石症。如病程在 15 年以上时，这个比例可上升到 3 / 4，比健康人要高 3 倍以上。这类疾病还包括克罗恩病、肠结核、小肠淋巴瘤等。

爱胃切除术后患者：胃切除手术后，胃的运动功能失常，同时常有胆囊排空迟缓，过量胆汁淤滞，均有利于形成胆石。

爱某些药物：含雄激素浓度较高的口服避孕药片，因绝经期或前列腺癌使用雌激素治疗；降血脂药安妥明，均被证实可促进胆石形成。而避孕药片促使胆石形成，易发生于年轻女性。

您属于被胆石症偏爱的吗？不妨去做个 B 超检查吧！

28 静止性胆石症真的会安分守己吗?

◎胆结石症状天壤之别原因何在?

随着人们保健意识增强与 B 超检查的普及，加上社会的老龄化,胆系结石(包括胆囊与胆管结石)越来越常见,据保守估计,国人患者在 6500 万人以上，年龄越大，发病率越高。

值得注意的特点是，在这些人中间，特别是通过查体 B 超发现的胆结石患者,许多人从来没有症状,更不要说剧烈腹痛(胆绞痛)那种极为痛苦的经历，竟然是人不知、不自知。

胆结石是肯定无疑的，为什么症状却有天壤之别呢?

这种无明显症状的胆石症称为无痛性胆石症，又称静止性胆石症，其实后一名称道出了问题的秘密——胆石没有在管道中移动。

胆石如果常年待在宽敞的胆囊里，即使稍有移动也不会有什么异样感觉、就像一个大葫芦里装有几粒包谷豆，"晃荡、晃荡"也没啥。

如果胆石进入狭窄的胆管系统中（包括胆囊管、胆总管、总肝管时），管道的平滑肌对这些不速之客、比自己又大又硬的异物必然要加以"反抗"——剧烈痉挛或扩张，再痉挛或再扩张，这就是产生胆绞痛的原因。痉挛或扩张，如果能使胆石退回到宽敞的胆囊中，这场风波即暂告平息，否则就要面临急诊手术的局面。

◎日久天长会"变脸"

然而事情并非如此简单，即便是那些待在胆囊里的结石，真正静止着安分守己吗?

非也，虽然顶着"静止"的招牌，却不停地干着破坏工作。

结石不停地刺激着胆囊壁引起慢性胆囊炎，86%的慢性胆囊炎中都发现结石，就足以说明问题。如果继发细菌感染就成了急性结石性胆囊炎，进而发生坏死、穿孔、败血症、腹膜炎……状况远比一般结石性胆囊炎严重。

即使不急变，日久天长可使胆囊萎缩、纤维化、钙化而变成无功能的"瓷瓶胆囊"，这种"瓷瓶胆囊"癌变率高达23%。不经过"瓷瓶胆囊"，长期慢性结石性胆囊炎也可发生癌变，是无结石性胆囊炎的29.9倍! 多发型结石、充满型结石、时间长、胆石大，癌变率跟着上升。危险的是，这种胆囊癌常常没有症状，一旦出现明显症状、癌症已到晚期，失去了宝贵的治疗时机!

"静止"是暂时的，也非一成不变，据统计，50%以上的静止性胆石症，随着时间的变迁，因挪动而出现胆绞痛症状，只不过是迟早问题而已。

可见"静止"并非是绝对的，它在悄悄地向多种方向变，主人难以察觉。

◎选择性手术很安全

怎么办呢? 结论是及早、慎重有准备地进行"选择性外科手术"治疗。及早治疗不要拖延、不要拒绝，因为"定时炸弹"不知道何时引爆! 说慎重，是要仔细评估心、肝、肾、肺等重要器官的功能，有无糖尿病、慢性肝病等全身性疾病。如果这两方面都无问题，即便年龄大些，在较好医疗条件下，其手术危险性与青年人相比差别并不大，反之，一旦出现紧急状况而被迫手术时，死亡率将高于青年人数倍!

至于选择何种方式，应听取专家意见为好，不要过分强求某种方法，因为专家的考虑必然会全面些。

㉙ 管好嘴，防胆石

　　胆石症很常见，我国成年人中患各种类型胆结石者约占7%，保守估计患者总人数在6500万以上。随着年龄增长，胆石症患病率升高，50岁以后飙升。不论哪个年龄组，女性均比男性高。胆石症祸害不少，轻者消化不良，腹部不适，重者疼痛难忍，更坏可引起化脓性胆管炎、胆源性败血症，胆石症更是国人急性胰腺炎第一位原因，胆石对胆囊、胆管的长期刺激，还可引发胆囊（胆管）癌症。

　　胆汁中的胆汁酸、胆固醇、卵磷脂三者之间的平衡失调，是形成胆石症的直接原因。不论从哪个角度讲，预防胆石症都不可忽视。

◎对对号，多吃了啥？少吃

　　防在治之先，防从饮食始。

　　高糖、甜品：各种主食都是糖类，更不用说白糖（蔗糖）了。进入体内的糖量，超过生理功能需要时，就会自动变成甘油三酰（中性脂肪）或胆固醇，加以储存。脂肪多了，人就会肥胖，不仅血液中的胆固醇升高，而且胆囊排空能力差，胆汁容易淤积形成胆石。糖尿病患者的胆石症发病率高，就是证据。

　　高脂肪、高胆固醇膳食：肥腻的牛羊肉，动物肝、肾、脑等内脏，蛋黄等含脂肪、胆固醇更高，更不用说荤油、奶油了。

　　饮酒：长期饮酒过量可发生多种肝病，如脂肪肝、酒精性肝炎、肝硬化等，酒精可使乙肝病情恶化，而多种慢性肝病又是发生胆结石的"优质土壤"。肝硬化患者胆结石发生率高出一般人群数倍，就是证明。

某些药物： 长期服用雌激素类或含此类激素的药物，如口服避孕药，有对抗胆汁分泌和排泄的作用，胆汁因而在胆囊内过度浓缩，故易形成胆石。中药人参虽是大补精品，但抑制脂肪分解，还有类似雌激素的效应，都会促使胆石形成。近年的"补钙热"，被怀疑与未成年人胆石症增多有关。

◎对对号，少吃了啥？多吃

一些食物有不同程度预防胆结石的作用，不妨适当多吃点，它们是：

生姜，抑制黏蛋白产生；玉米、包心菜，减少胆固醇吸收；核桃、南瓜子，干扰胆石成分结合；鸡蛋黄，有两面性，虽然胆固醇含量高，但其卵磷脂却是稳定胆汁成分不生成结石的因素，是个"多不得，少不了"的角色。

◎有这些不良进食习惯吗？改一改

长期低脂肪膳食： 为了减肥和降血脂，长期低脂肪膳食，殊不知还有问题的另一面，维生素 A、E 都溶解在脂肪中，缺乏它们，胆囊、胆道上皮组织既不健康，更新和修复又很缓慢，容易发生炎症，炎症又成为生成胆石的诱因。

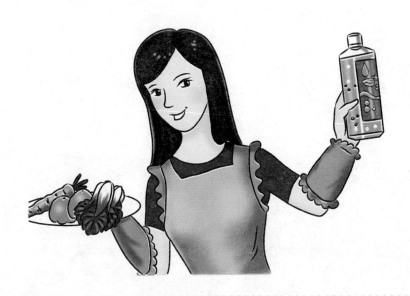

过度节食减肥：报导法国女郎节食减肥瘦身，仅仅饥饿了 16 小时，胆汁中胆固醇饱和度就明显增加，而这正是生成结石的重要条件，人是瘦美了，结石却多了。当今国内美容瘦身热闹得很，是否也该从法国女郎身上吸取一些教训？不要"前门走了虎，后门又进狼"！

"旱鸭子不沾水"：平时不爱喝水的朋友，胆汁黏稠，也是容易形成结石的因素。所以养成勤饮水的习惯，不仅对于预防胆结石有利，也能促进体内代谢废物和毒物排泄，是一种有益健康的好习惯。

不吃早餐：流行病学调查显示，不吃早餐是患胆结石的危险因素，原因与节食大致相同。目前大中学生、年轻白领们不吃早餐者大有人在，是该引起注意了！

改变不良的饮食卫生习惯：诸如瓜果蔬菜没洗净就吃，餐前便后不洗手，有可能将细菌、寄生虫卵带入肠道，这些"外来客"在肠道发育为成虫，一旦钻进胆道，虫体及满身所带细菌，常是形成胆结石的核心。

㉚ 胆囊手术后怎么个吃法？

胆囊炎、胆结石是一种常见病，国人发病率在 7% 左右，很多患者都需要接受手术治疗。美国每年要摘除 35 万个胆囊，我国不会比这个数字小！现在除了经典的开腹手术外，经腹腔镜摘除胆囊手术（俗称打洞）技术已经成熟，开展得也相当普遍。总的说来，不论采取何种方式都是比较安全的。

手术顺利完成，去掉了病态胆囊虽然是大好事，但对身体来说，毕竟是一次不小的创伤，后续的第一要务，就是：补偿损失，恢复身体健康。

吃，就成了要务中的核心，怎么吃？成了最实际的问题，常常有患者急切问道。

◎去胆囊后消化过程有哪些变化？

紧附于肝脏底面的胆囊，容积约 20 ～ 50 毫升，它不制造胆汁，而是通过胆管系统把肝脏源源不断制造的肝胆汁，像仓库一样储存起来，并加以浓缩与改造。胆囊把得很紧，不轻易将胆汁"下放"，胆囊又并非"守财奴"，当食物到达时，它又毫不吝啬、尽职尽责、实时地将胆汁排到十二指肠，让胆汁在脂类消化、吸收中扮演着举足轻重的角色！

没有了存放的仓库，肝胆汁只得不停地流入十二指肠，没有食物时，它也是这样白白流失，食物到达时，它又显得势单力薄，这种"阴差阳错"必然的后果就是消化不良。

胆囊是一个高效"浓缩器"，肝胆汁在这里被浓缩 5 ~ 10 倍，成为名副其实的胆囊胆汁，这种胆汁虽然量少了，消化效能却提高了。

没有了浓缩机器，又无存储场所，大量（正常 10 倍以上）的肝胆汁，像洪水一样"四处泛滥"，逆行到胃，其碱性与肠液中的酶类，给酸性的胃腔带来灾难性后果——碱性反流性胃炎，患者胃黏膜糜烂、充血、出血，腹痛明显；下行到结肠，破坏肠道菌群平衡，刺激肠蠕动，出现（胆汁性）腹泻、腹痛。

健康胆囊还能将肝胆汁进行化学加工，研究证实，这种经过加工后的胆汁，对肠道黏膜的刺激与毒性减轻。缺少了这一步加工的胆汁，有潜在的致病性。流行病学调查称，胆囊手术后是大肠癌的危险因素，原因可能在此。

虽然胆囊有这些功能，但相比之下病态胆囊（包括结石）带来的危害更大，权衡利弊不得不弃其一而保其余了。

了解去胆囊后的变化，避免与克服这些不利影响，饮食调控就特别重要了。

◎总原则：控制能量摄入

去胆囊后及手术，对整个消化系统功能有一定影响，如果能量摄入过度，必然加重已受损的消化系统的负担，不利于功能恢复。

具体说，每餐进食只宜 6 ~ 7 分饱，不一定要细细计算，吃完后感觉"还差一点"，就刚好达到这个标准。要改变观念，不要舍不得那点饭菜；真正"饱了"，或第二天面对早餐，毫无饥饿感，就是在提醒您"老兄，超标了！"

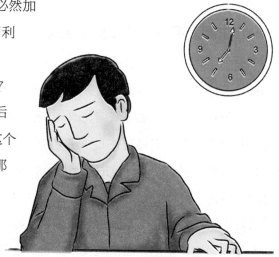

现代营养学家一致认为：科学节食是最好、最可靠的保健方法，对胆囊手术后的朋友更是如此，当然这不是饥饿疗法。

◎具体安排：两高、两低、一巧

一高是补充蛋白质：蛋白质不但是修复胆囊炎症、手术创伤，也是修复肝脏损伤的需要，有证据表明，胆囊炎症或结石时，肝脏常有轻度损害存在。奶、鱼、虾、禽类蛋白质质量上乘，机体利用率高。豆类特别是黄豆也是较好的选择。

二高是摄入足量蔬菜、水果：争取每天蔬菜摄入量在 500 克左右，其中又应以绿叶蔬菜为主。蔬菜、水果不仅富含多种维生素，还能提供号称'第一营养素'的植物纤维，植物纤维可以促进体内代谢废物排出，吸收有毒物质，为肠道菌群提供食物，并能减少胆固醇吸收。

一低是低脂肪：胆汁不但是脂肪消化的主角，还是脂肪吸收不可缺少的"中介"。前面说过，去胆囊后胆汁的质与量，尤其是胆汁排出机制的破坏，都不利于脂肪的消化与吸收。此时如果摄入高脂肪，显然是"强人所难"了！过多的脂肪，在胆囊手术后难以被身体利用，不但于身体无补，反而会带来腹泻、腹胀等症状。

含脂肪高的食物，包括动物内脏、红肉、蛋黄、海鱼类、鱼子等，核桃、瓜子、杏仁、开心果等脂类含量也都比较高，应该加以控制。值得注意的是，即便原材料脂类含量不算高，如果烹调方法不合适如油炸、油焖、烧烤……也会提升脂肪的"附加值"。

二低是主食量要控制：因为过量淀粉类（糖类）主食摄入，超过机体需要时，会转变为脂肪在体内堆积起来，于健康的恢复不利。

一巧就是巧安排：巧安排包括几方面内容，荤素搭配好，可以发挥营养上的互补作用；干稀分配好，对控制主食摄入量有帮助；采用清炖、蒸煮、凉拌、白灼等烹调方法，不会增加脂类的"附加值"；偶尔食用红肉，不妨用文火炖 2.5 ～ 4 小时，此时有害的成分如胆固醇、饱和脂肪酸可降低 30% ～ 50%，有益的不饱和脂肪酸会增加，加入黄豆、海带、花生、红白萝卜同炖，也是可取的办法等。

◎嘴要管多久？

随着手术后身体逐渐恢复，留下的部分胆管会代偿性扩大，执行一些胆囊功能，消化紊乱情况会慢慢好转，上述要求可以慢慢放宽一些，观察有无不良反应，这一时间的长短因人而异，一般至少得3～6个月，不能操之过急，"欲速则不达"就是这个道理。就是以后也不能完全放开大吃大喝，要记住，毕竟您已经是"无胆囊族"的一员了！

胰常见病

㉛ 患血尿淀粉酶胰腺病时必查

◎ 血尿淀粉酶是怎么回事？

胰腺是人体最重要的消化腺，分泌胰淀粉酶、胰脂肪酶和胰蛋白酶等多种酶类，这些酶类进入小肠促进食物的消化吸收。发生胰腺炎等疾病时，由于胰腺组织的完整结构受到损害，胰淀粉酶因而得以进入血液并从尿中排出，使患者血液、尿液中淀粉酶升高。血、尿淀粉酶化验是帮助医生诊断胰腺疾病的重要手段之一。

急诊室里来了一位 40 岁左右的男性患者，既往除血压稍高外身体健康。一天来上腹绞窄样痛、剧吐，吐出带酒味的肉食。接诊的内科医生发现患者上腹部压痛明显并有肌紧张，几乎听不到肠鸣音，查血白细胞总数及中性粒细胞均高，腹部 X 线透视见肠管明显胀气，急查 CT 胰腺外形无异常。1 小时后血清淀粉酶测定结果回报，720 单位，显著升高。

患者腹腔有炎症无疑，原因何在意见不一，内科医生认为是胰腺炎，因为血清淀粉酶升高，但不能解释为何胰腺形态无异；会诊的外科医生则认为是急腹症，血清淀粉酶升高的原因又难以明确，由于意见分歧，患者被留下来治疗观察。3 个小时过去后，病情未见好转，又出现嘴唇发绀、手脚冰凉、冷汗，体温上升至39℃，经再次腹部透视，确认出现肠梗阻，经抗休克治疗成功后被迅速推进了手术室。

手术探查结果：肠系膜血管栓塞致肠梗阻，并发腹膜炎。胰腺无异常。

◎全面了解淀粉酶升高原因

病人转危为安。为了这个病例，消化科专门举行了一次"血、尿淀粉酶升高"的讨论会，李教授作了中心发言，他说：

（1）血清淀粉酶升高是诊断急性胰腺炎的重要条件，此点已被多年的临床经验所证实，特别是测定值超过正常值4倍以上时具有诊断价值。

但是并非100%的急性胰腺炎患者血清淀粉酶均升高，即便淀粉酶升高，其程度与病情轻重也不平行，重症（出血坏死性）胰腺炎时，由于胰腺组织严重破坏，血清淀粉酶可能正常或低于正常；其次，在发病后2～3天测定，原本增多的淀粉酶从肾脏排出，血清淀粉酶数值也可以正常，所以要掌握好测定时间，此时如测定尿淀粉酶，数值还会升高；再者患者如血脂升高，可干扰淀粉酶测定使测定值不升高。

（2）血清淀粉酶升高并非胰腺炎所独有。一些疾病临床表现酷似胰腺炎，血清淀粉酶也可升高，诸如消化性溃疡穿孔、阑尾炎、肠梗阻、心肌梗死、宫外孕及肠系膜动脉栓塞等，此时医生须细细鉴别、并做一些相应的特检。笔者曾遇一位65岁女性外籍教师，生前诊断为出血性胰腺炎，血清淀粉酶升高，死后病理解剖确诊为腹主动脉夹层动脉瘤破裂大出血。

另一些疾病虽也有血清淀粉酶升高，但临床表现与急性胰腺炎完全不同，较易区分，如腮腺炎、腮腺肿瘤、胰腺癌、壶腹周围癌、卵巢肿瘤、输卵管炎、急慢性肾衰、腹部手术后、心脏手术后、糖尿病酮症酸中毒及静注过肾上腺皮质激素（如氢化可的松、地塞米松）等。

◎淀粉酶家族兄弟多

血清淀粉酶有多种来源。体内制造淀粉酶的主要工厂是胰腺，工厂遭破坏，"产品"外泄而进入血液，血中淀粉酶含量上升容易理解。其次，唾液腺也产生一定量的淀粉酶，平时我们在口腔内长时间嚼米饭或馒头，越久越有甜味就是唾液淀粉酶使食物中的淀粉水解为蔗糖之故。平时测得的血清淀粉酶系胰腺与唾液腺两种淀粉酶之和，两者各占50%左右。如血清淀粉酶升高而又来源不明时，可用更精确的免疫电泳法区分其来源。

有时血中淀粉酶绝对量并不多，只因肾脏有病，淀粉酶不能正常排出，因而在血中聚积起来，有如水池进水量并未增加但排水不畅，水池中的水也会多起来一样。还有一种巨型淀粉酶，不能从肾脏排出，这都是某些肾脏病时血清淀粉酶也可升高的原因。

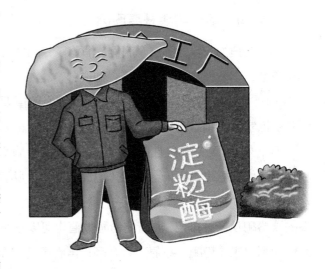

李教授最后说：在遇到急性胰腺炎时，要重视血、尿淀粉酶的检测，而且要掌握好测定的时间，发病后超过 2～3 天，血淀粉酶已排泄到尿液中去了，不能只盯着酶升高的胰腺炎，还要考虑其他影响淀粉酶升高和不升高的原因，结合临床进行分析，才能作出正确的判断。

32 急性胰腺炎是个“开花弹”

酒的广告越来越多，喝酒的人越来越多；脂肪在饮食中的比重越来越大；巧立名目的补钙，体力活动的减少，使胆系结石越来越多；加上药物的损害，各种感染，腹部手术，动脉硬化……一齐向胰腺进攻，近年来急性胰腺炎明显增多，这是毋庸置疑的事实！

◎急性胰腺炎的两种类型

急性胰腺炎可分为出血坏死型与水肿（普通）型，其实两者并无截然界限可分，轻的水肿型也可转变为重症出血坏死型。急性胰腺炎的主要症状——剧烈腹痛已为人知，但鲜为人知且更为恼火的是其诸多并发症，尤其是坏死型胰腺炎更是如此，不仅临床表现复杂使患者乃至医务人员感到扑朔迷离，也给治疗带来许多麻烦。80 年前研究急性胰腺炎的先驱莫尼汉医生曾说过：“急性胰腺炎是腹腔中最可怕的……其死亡阴影伴随的种种表演，使之成为千万轻视不得的祸害！”他的话至今仍如警钟长鸣！下面让我们看看那“种种表演”吧！

◎五脏六腑均受害

在内科种种疾病中，损害可累及多个脏器的，急性胰腺炎特别是坏死型的，名列前茅！

大脑：不能准确判断方向、环境、位置……（定向力障碍）、烦躁不安、意识模糊、胡言乱语、抑郁、恐惧不安、幻觉、妄想……所有这些被称之为胰性脑病。严重者可有脑出血发生。

肺：1/3以上的急性胰腺炎患者有不同程度的肺损害，表现为血氧含量下降、呼吸困难甚至呼吸衰竭、发绀、咯血、胸腔积液等。

心血管：心律失常、心功能不全、心动过速、低血压、休克、心肌出血或坏死、血管栓塞等。

消化道：70%的病人有不同程度的胃肠道出血、肠梗阻、肠麻痹、肠坏死（表现为呕吐、腹胀、不排气）、腹膜炎等。

肝胆：黄疸、肝坏死、胆囊坏死、肝功能异常、转氨酶升高等。

肾：多数病人尿中可检出红细胞（血尿），轻者显微镜下才能发现，少数可有少尿、无尿甚至肾衰竭。

血液：血中白细胞升高，血管内血液自动凝固形成血栓，引起肢体疼痛，如发生在视网膜血管可引起失明。细菌可从腹腔进入血液而发生败血症。

内分泌：胰腺中的高血糖素入血引起血糖升高，亦可出现低血糖、血钙降低导致手足搐搦（抽筋）、肌肉疼痛。

皮肤、骨骼：脐围、腰部出现淡蓝、淡棕色花纹如大理石花纹样，皮肤出现结节，骨骼出现溶化性改变……

罗列得够多了！当然并不是每位急性胰腺炎患者都有上述并发症，但很少有不沾上其中1～2项的。"急性胰腺炎对机体的损害从头到脚！"此话不假。

◎水陆两路可出击

人们不禁要问：胰腺炎为什么会出现五花八门的枝节呢？原来胰腺组织富含多种消化酶类，如胰蛋白酶、糜蛋白酶等消化食物中的蛋白质，脂肪酶类消化食物中的脂肪，而糖（淀粉）类则靠胰淀粉酶消化，胰腺还制造一些使血管扩张的激素……平时这些酶类"安分守己"地待在胰腺里，虽然胰腺组织是由蛋白质、脂肪构成的，这些酶类却不会伤害"自身"，因为它们都被戴上了"保护套"，就像小刀带有刀鞘一样。当它们被排到十二指肠中时，刀鞘被脱去，就开始发挥消化作用。但胰腺本身一旦发生了炎症，情况就不同了，这些小刀纷纷就地脱鞘，在胰腺里头大肆杀戮起来，哪管是自身的还是外来的蛋白质、脂肪，真是杀红了眼，它们一面杀伐胰腺和胰腺的邻居——肠道、肝、胆、腹膜、胸膜……，更为严重的是，它们趁着血管破损的机会。侵入到血液、淋巴液中去，随着血液的流动，到达身体各处进行破坏。有如一群乘着快艇的海盗，四处掠夺抢劫！须知体内没有一个器官、组织无血液、淋巴，因而也就无一不受其害！

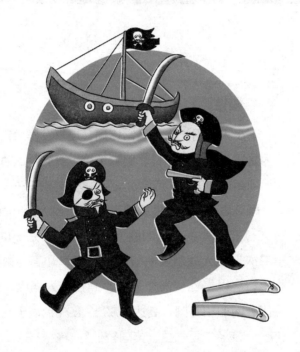

　　把这种破坏作用比作水陆两柄作战坦克的攻击，不是很合适吗？

　　要使急性胰腺炎经过平顺少生或不生枝节，关键在于及早作出正确诊断，治疗措施恰当得力。认识这些并发症，对正确诊断和治疗胰腺炎自然就十分重要了！

33 慢性胰腺炎竟然不自知

◎慢性胰腺炎的表现

不少人平时上腹部经常疼痛，反复发作，自己甚至医生也认为是胃炎、消化不良、胆囊炎等，直到某次急性发作时，医生追问起饮酒史，“庐山真面目”才被揭开……

顾名思义，酒精性胰腺炎（Alcoholic pancreatitis, 以下简写 AP）的罪魁祸首是喝酒（酒精）。AP 是一种“世界病”，第二次世界大战后慢性胰腺炎发病率升高与饮酒消耗量增长相平行。以慢性复发型为例，酒精作为病因，盛产葡萄酒的法国、南非和美国，高达 80% ～ 89%，瑞士约 62%，日本为 11% ～ 38%，爱尔兰、英国较低约 5% ～ 8%。酒精中毒是慢性胰腺炎的主要病因。国外研究资料表明，慢性酒精中毒者尸检中 45% 都有典型慢性胰腺炎的病理改变，比无酒精中毒者高 40 倍！

改革开放前，国人的 AP 约为 6%，想当时饭都难吃饱，饮酒属于高档享受；今天情况已经大不相同了，不但媒体宣传的主旋律是酒，而且早已达到“一年喝掉一个西湖”的水平（一位院士的估计），酒精作为胰腺炎的病因在我国肯定早已是 6% 的 N 倍了！

◎AP 的两种临床类型

慢性复发型：成年男性比女性多见，常有隔月、隔年就有反复发作的上腹部痛,饮酒或肥腻大餐后18～48小时腹痛发作,开始轻逐渐加重,可持续8～9天,也有短至数小时的。疼痛位于上腹或右上腹部。也可转为急性(重症)发作。患者多有长期、大量饮酒史。

急性发作型:不一定有长期饮酒史,但已有慢性炎症存在,而不自知。"应酬性干杯"或偶尔一次开怀痛饮均可发作,常在酒后3～4小时至2～3天内出现上腹部钝痛(或刀割样、钻痛),持续而阵发性加剧,疼痛可放射到左肩及背部,仰卧位时疼痛加重,坐位前倾时减轻。多伴有恶心、呕吐及焦躁情绪,均为本病不同于其他腹痛之特点,血沉加快,白细胞升高。更重者可发生休克、呼吸衰竭、肾脏功能衰竭等。48小时内70%患者血清淀粉酶都升高。

◎酒精为什么会引起胰腺炎?

酒精通过增加胰泌素等分泌促使胰腺分泌各种消化液增多;还可使胰腺排出通道发生阻塞,胰消化液引流不畅;长期饮酒会使胰管上皮增厚,这些因素综合的结果,导致胰管内压力增高,使胰液渗漏到胰组织中,消化胰腺自身组织而发病。

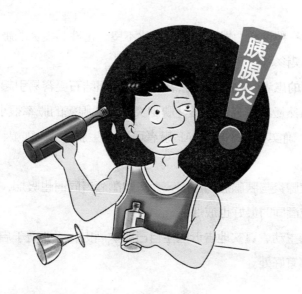

◎多少量的酒精会引起 AP 呢?

慢性胰腺炎的发生显然与酒的种类(酒精含量的多少)、酒龄长短、营养状况与体质等因素有关,因而个体差异甚大,美国报告为50克酒精/日,法国为

189 克 / 日，南非则称为每日 1 ～ 4 杯葡萄酒或 1/4 瓶白酒不等。引起慢性 AP 的时间多在 5 年以上。

◎温馨提示：早发现、早预防 AP

戒酒：用耐心与毅力戒酒，不戒酒一切治疗终将失败，所以戒酒应该列在治疗与预防的头条。戒酒越早，病变恢复正常的机会越大。任何时候开始彻底戒酒都不为晚。

甩掉侥幸心理：不要自我安慰，认为喝这一次不会出问题、不要紧。

主动检查：去做一次胰腺 B 超，有条件做 CT 更好，如发现胰腺钙化，说明已经有慢性胰腺炎存在，因为 60% 的钙化病变大都是酒精引起的。

已有脂肪肝、酒精性肝炎者：此类人群是急性酒精性胰腺炎的高危患者，必须格外当心，自不待言。

有长期饮酒史 + 糖尿病：糖尿病不易控制或出现了脂肪泻，表现为粪便量多、奇臭、粪便有油花样物漂浮在水面上，有这些情况请特别注意是否已有慢性 AP 存在。

长期饮酒史：被诊断为慢性胃炎、消化不良、慢性胆囊炎的患者，请注意是否系慢性 AP 的误诊。

已有胆结石的患者：要倍加小心，因为酒精+胆结石更容易引起 AP 急性发作。

胰腺癌：虽然最新研究证实慢性胰腺炎发生胰腺癌的概率很小，不到 5%，但学者们提醒，确实有一小部分 AP 患者可以发生胰腺癌，原因与酒精代谢产物——乙醛有关。

吸烟：是胰腺炎与胰腺癌的原因，大多数酗酒者同时也吸烟，增加了致癌的危险性，所以戒酒同时最好也戒烟。

饮酒史：请主动、真实地告诉医生自己的饮酒史，不要羞于启齿，对疾病的诊断与用药，都有好处。

㉞ 急性胰腺炎恢复之路漫长兮

◎生活中应注意啥?

近年来由于生活习惯的改变,我国急性胰腺炎的发病率呈明显上升态势。多数患者经治疗后可以完全恢复健康,但有一部分患者反复发作,甚至成为慢性。急性胰腺炎恢复期应该注意些什么呢?

讲究饮食卫生:饮食不当,饮酒及肥腻太多常常是急性胰腺炎的发病诱因,对这点患者自有深刻体会。痊愈之后仍要餐餐注意、顿顿小心,不要过饱,不要过于油腻,更不可暴饮暴食。推卸不掉的宴会,可以预先声明病情,不算失礼。根据我国的临床资料来看,不注意饮食卫生乃是胰腺炎复发的首要诱因。

戒酒:乙醇可以诱发十二指肠炎,胰管在十二指肠开口,开口处阻塞可导致胰腺炎复发。乙醇还能直接损害胰腺本身,所以戒酒不可忽视。

治疗胆系疾病和驱除肠道蛔虫:胆系与胰腺排出通道密切相连,常常是相互影响的,国人以胆系疾病引起的胰腺炎居多,医学上称之为胆源性胰腺炎。最常见的胆系疾病为胆石症、胆道感染、胆囊炎。如果胆石症经常发作,说不定哪一次就可能发生胰腺炎,所以应选择适当时机手术治疗,以免引发急性胰腺炎。被称为"流窜犯"的蛔虫会钻到胆道而引起胆道感染。即使平时未发现过蛔虫,也以试行清除蛔虫为上策。

◎应该定期复查哪些项目？

定期复查、调控血脂、血糖： 高血脂已经成为国人健康中的大问题，血脂增高是部分急性胰腺炎的发病原因，身体较胖或超重、年龄又在 60 岁以上的人，更应及时检查血脂，如血脂较高，应控制饮食，加强运动，必要时服用降脂药物。日常生活中用山楂或绞股蓝代替茶叶泡茶喝，是一种简易有效的降脂方法。

糖尿病人发生胰腺炎的机会较多，严重的胰腺炎又会损害分泌胰岛素的细胞，引发糖尿病，所以应该积极治疗糖尿病。

定期进行胰腺 B 超或 CT 检查： 胰腺深居十二指肠环内、腹膜后方，十分隐蔽。B 超检查简便易行，又无损伤，不足之处是有时看不清楚。CT 检查费用稍贵，却能清楚地显示出胰腺和周围组织的情况。但由于辐射的原因，检查不宜过于频繁。至于 B 超和 CT 检查的时间，首次可安排在痊愈后的 6 ～ 8 周。于半年后再进行第二次检查。

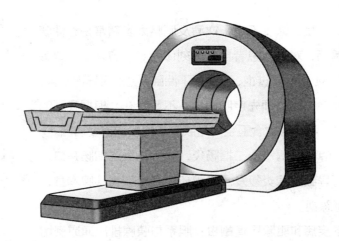

查血淀粉酶： 胰腺有活动性炎症时，大部分患者此酶可升高，而于痊愈后恢复正常。如出现多种并发症，血淀粉酶可再次升高。

其他：阑尾炎、疝气、胃肠道手术、妊娠分娩等，都可再次诱发急性胰腺炎，发生这些病后，请主动告诉接诊医生："我过去得过急性胰腺炎！"

某些药物如：利尿剂、肾上腺皮质激素、降糖药、免疫抑制剂、抗结核药和解热止痛药等，均可能损伤胰腺炎。

以上各点也可作为预防胰腺炎的参考。

③⑤ 得了胰腺炎该怎么吃喝法?

◎胰腺在消化中的重要作用

胰腺虽居胃肠道深处，常不为人知，却是消化系统的主角、埋头的实干家。一个人因为病，可以没有胃，基本消化过程还能够进行，但如果完全没有了胰腺，基本消化过程无法进行，生命就难以维持。

胰腺每天分泌约 2.5 升胰液，碱性的胰液含有丰富的酶类，几乎所有营养素的消化都离不开它。有能水解食物蛋白质的胰蛋白酶、糜蛋白酶、肽酶、弹力蛋白酶；能水解脂类的胰脂肪酶、磷脂酶、胆固醇酯酶等，能水解核酸的核酸酶、去氧核酸酶；能水解碳水化合物（糖类）的胰淀粉酶、蔗糖酶等。经过这些酶类的消化，不能吸收的食物成分，都变成了能够被吸收、利用的小分子化合物，进入体内。

在空腹或没有食物刺激时，胰液并不分泌，而从见到食物外形，闻到食物气味，尝到食物美味起，一直到食物进入肠道，胰液就一直不断分泌，适时地"迎接"食物的到来。在分泌过程中，胰腺辛勤工作要消耗很多能量，而食物则是刺激胰腺分泌的主要生理因素。

这些生理特点，决定了患胰腺炎时，必须重视饮食调理，并将其作为治疗的重要方面，总原则就是：一让胰腺休息，二使分泌活动维持在最低限度。

◎急性期时的吃喝

急性胰腺炎，特别是出血坏死性胰腺炎，胰腺组织已有不同程度的炎症、出血、坏死等损害，使消化酶的分泌受到影响，此时若进食或进食不当，必然会加重胰腺负担，所以"减负"，使功能逐步恢复，是饮食治疗所应遵循的总原则。

胰腺炎急性期开始的几天，应该严格禁食及胃肠减压，由静脉补充水、电解质和营养素，呕吐、腹痛基本消失数日后，可给予不含任何脂肪的碳水化合物流质饮食，如浓米汤、面汤、藕粉、蔬菜汁、水果汁、蜂蜜水、绿豆汤等，禁用肉汤、鱼汤、鸡汤、奶类、蛋类和豆浆等刺激胰腺分泌的饮食。有研究提示，禁食、减压时间较长者病情恢复快。

◎稳定时的吃喝

急性期过后，病情稳定时，逐渐给极低脂肪含量的半流质饮食，如鱼、虾、鸡、鸭、瘦肉、豆制品，含维生素 A、B、C 丰富的蔬菜水果，都应该切碎、制软。少用油烹调。注意从单一种类、少量开始，不可操之过急。可以少量多餐。

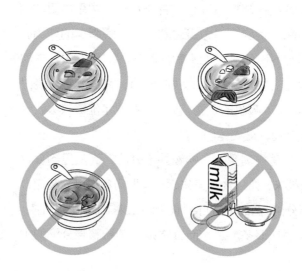

◎慢性胰腺炎的吃喝

慢性胰腺炎患者饮食摄入热量应该充足，采用高碳水化合物（每日300克以上）、适量蛋白质（每日每千克体重1克）、轻度限制脂肪（50克/日）食物。

烹调方法上，尽量采用煮、烩、熬、氽等，减少烹调用油量。禁食肥肉、动物油、油炸食品、肉松等。水溶性维生素（B、C族）、脂溶性维生素（A、D、E、K）、维生素B12和钙剂，都应充足。长期禁酒及禁止暴食。

现代营养学开发的胃肠道外和肠内营养制剂，市场已有供应，应根据病情及制剂特点选用，以补充食疗之不足。

36 **把隐蔽杀手——胰腺癌揪出来**

  胰腺深居腹膜后间隙，被肝、脾、十二指肠和胃包绕。患了胰腺癌后早期多没有什么特殊的症状，即使出现了腹痛，有时也难以和"胃病"等区别，故胰腺癌一旦确诊，多为中晚期，常使人沮丧不已！

  近 20 年国人胰腺癌的发病率增长竟高达 6 倍之多！所以人们应警惕这一隐蔽杀手的袭击！

◎细盘根底寻病因

  大量科学资料揭示，下列原因是诱发胰腺癌的危险因素：

长期高脂肪、高动物蛋白、低蔬菜饮食与胰腺癌关系密切。

糖尿病：糖尿病和胰腺癌关系密切。据统计胰腺癌病人中有 4% ～ 19.2% 患有糖尿病（正常人群为 1.2%），平均每 100 个糖尿病病人中约有 1 人发生胰腺癌，这比普通人群高出 100 倍之多！

吸烟：据一项大规模的调查表明，吸烟者发生胰腺癌要比不吸烟者高 2 倍！吸烟量越大，胰腺癌的发生率越高。吸烟者患胰腺癌的年龄比不吸烟者要年轻 10 ～ 15 岁！

饮酒：资料表明 63% ～ 75% 的胰腺癌患者都有中量或大量饮酒史，酒龄常在 15 年以上。

某些职业：如有色金属加工，煤气厂、化工工人比普通人群易发病。

◎慎辨劣迹缉元凶

笔者发现，绝大多数胰腺癌病人首诊时常被误诊为慢性胃炎、消化不良、黄疸型肝炎、胆囊炎胆石症及糖尿病等。虽说胰腺癌早期甚至晚期症状确实都不典型，但它毕竟还是有劣迹可寻，关键是需要细心辨认。

腹痛或不适：胰腺癌的腹痛开始多为胀满或不适，位于上腹部正中或左上腹部，餐后明显，随着病情进展可转变为腹痛，剧烈者吗啡、杜冷丁亦不能止痛。胰腺癌的腹痛有这几个特点：一是仰卧位时加重，前倾或侧卧位可减轻；二是腹痛常向左下背部及（或）右下背部放射，其部位与束裤带部位吻合；三是腹胀、腹痛常使患者坐卧不安，呈现一种焦虑状态；四是腹痛、腹胀进行性加重，一天一个样。

体重减轻及食欲不振：在所有的消化道癌肿中，胰腺癌引起的体重减轻和食欲不振最为突出，1个月之内体重可减轻5千克甚至更多。

黄疸：出现黄疸多是因为癌肿压迫或浸润了胆管系统引起。黄疸的有无或出现的早晚常与肿瘤部位有关。

糖尿病：有些胰腺癌患者被误诊为糖尿病，不过患者多无典型的食多、尿多、饮多、所谓"三多"的症状，仅有尿糖阳性或血糖升高。也有患者原有糖尿病，近来却无原因地病情突然加重。

◎缉拿凶手有武器

目前对胰腺癌临床上常采用两类检查方法，第一类是形态学方面的检查，第二类是生物化学指标（肿瘤标记）的检查。

第一类的是形态学方面的检查，首推B超，它无痛、无创伤，简便易行，可反复检查作对比，费用低廉。但此项检查常会受肠内气体干扰和检查者的经验影响。超声内窥镜可克服这些缺点，准确性提高。其次为CT与磁共振成像（MRI），其诊断能力和范围与B超类似，但CT准确清晰，准确率可达70%～85%。是主要确诊手段。内镜下胰（胆）管造影（ERCP），此法可直接观察胰管、胆管受侵犯程度与范围，并收集胰液做病理检查，能发现早期病变，实际确诊率在90%以上，较前两者为高。此方法有一定痛苦，要求技术条件高，不失为前两者的补充检查方法。

　　第二类肿瘤标记物检查主要有：糖抗原 CA19-9、DU-PAN-2，POA 等，灵敏度高，对诊断帮助较大。此外，癌胚抗原 CEA 检测对诊断也有一定帮助。标记物检查只是一种辅助诊断手段，不能单独作为诊断依据，要结合临床及其他检查结果才能确定其意义。

　　总之，"搜捕"胰腺癌难度较大，有时需要反复检查，因而较为费时，为达到及早确诊，争取较好的疗效，患者与家属一定要给予理解和配合。

㊲ 预防胰腺癌，从危险人群打开突破口

从全世界范围看，胰腺癌的发病率近年来有明显上升。美国、英国近年上升了3倍。在日本，胰腺癌已跃居癌症死亡排行榜的第5位。在我国，20年中胰腺癌的发病率增长了6倍！胰腺深居腹膜后，检查较为困难。胰腺癌的症状又很不典型，缺少特异性，因而易被忽略和误诊。据北京某医院统计，胰腺癌的病人从出现症状到确诊，平均费时3.1～4个月之久。而待到确诊时又往往已失去治疗时机！

◎认识危险人群有哪些

胰腺癌的病因不明，但世界各国的医学家们积累了大量资料，提示有下列情况者要特别警惕胰腺癌的发生：

糖尿病患者：糖尿病和胰腺癌关系密切，胰腺癌患者4%～19.2%有糖尿病，糖尿病患者发生胰腺癌的比率约为1%，比普通人群要高出100倍之多！近年来我国糖尿病新发病人的数量急剧上升，发病率高达10%！

积极防治糖尿病对防范胰腺癌是有实际意义的。

吸烟者：在美国、日本、加拿大等18个发达国家所作的大规模调查表明，"烟民"发生胰腺癌的可能性比不吸烟者要高2倍。吸烟的胰腺癌患者平均年龄比不吸烟胰腺癌患者要年轻10～15岁。吸烟量越大，发生率越高。

饮酒者：65%～75%胰腺癌患者有大量或中等量饮酒史，

平均"酒龄"在 15 年以上。对照组（即年龄、性别、民族均与患者相同，因其他病住院者）仅有 14% 的人如此饮酒。

膳食不当者：摄入过多的高脂肪、高动物蛋白（肉食），蔬菜吃得过少，也是胰腺癌的危险因素。即所谓"富贵饮食"易致胰腺癌。国人饮食习惯的"西化"，无疑是有害的。

年龄偏大者：年龄是一个值得注意的因素，多数病人在 40 ～ 50 岁以后发病，男性多于女性。但女性绝经后胰腺癌发生率明显上升，说明内分泌因素也很重要。

特殊职业者：某些职业胰腺癌发病率高，早已为医学家们所注意，如有色金属冶炼加工、煤气厂、化工化学等行业。提示密切接触某些化学物质（包括金属）有可能导致胰腺癌。

◎胰腺癌症状说没有特点，其实又有特点

胰腺癌最常见的症状是上腹部不适、饱胀，是不少消化病都有的症状，似乎并无特点，但迅速发展到难以忍受的疼痛，疼痛波及后背、腰部，有如紧束的裤（皮）带，患者前倾位或侧卧位时疼痛可以稍减轻，这些均为其特点。有些患者可能出现黄疸，易被误诊为肝炎、胆囊炎。胰腺癌导致体重减轻，在各种病因中最为显著，10 天半个月体重减轻 10 千克以上者不少见。

（美国加州大学旧金山分校　生物物理与生物化学系　李伟晗）

㊳ 胰腺疾病顺藤摸瓜收获多

◎糖尿病与胰腺癌在纠缠

表面上看来，糖尿病与胰腺癌好像"风马牛不相及"，实际上两者关系十分密切，因为问题都出在胰腺上。糖尿病是胰腺的胰岛细胞分泌胰岛素的质或量出了问题，而胰腺癌则是胰导管细胞或腺细胞发生恶变，分泌胰岛素等的细胞，也可发生癌变，称为胰岛细胞癌，苹果公司前总裁乔布斯得的就是这一种较少见的胰腺癌。

今天世界上糖尿病越来越多，据统计国人发病率在10%以上，而且还呈上升势头；另一方面，胰腺癌的发生率同样也在逐年上升，遗憾的是，目前确诊的胰腺癌多属中晚期，疗效很不理想，迫切要求提高早期诊断水平。了解两者千丝万缕的联系，对此有实际意义。

◎糖尿病是胰腺癌的危险因素

长期患糖尿病对胰腺组织无疑是一种慢性刺激，使胰腺细胞容易癌变，此点已经为动物实验证实。病理报告称，28%的糖尿病患者胰腺导管有一种"过形成"病理改变，这种改变被认为是胰腺癌的癌前病变。更有报告具体指出，糖尿病史2年以上，血糖高于6.72毫摩/升的糖尿病患者，易发生总胰管上皮细胞增生，久之可发生癌变。

胰腺癌患者5%～20%伴有糖尿病，其中80%的患者是在同一年中先后发现这两种疾病的，更值得注意的是，糖尿病患者发生癌症，位于胰腺的占 5% ~ 19%，而非糖尿病患者发生癌，位于胰腺的只有 4%。从病理解剖看，合并有糖尿病的胰腺癌多位于胰腺体、尾部，这一部位正是分泌胰岛素的胰岛细胞密集部位。从病程上看，胰腺癌多发生在糖尿病史较长患者中，说明这种癌变是一种慢性过程。

以上这几方面的证据，支持糖尿病不但是胰腺癌的危险因素，而且是重要致病因素之一。

◎胰腺癌合并糖尿病的也不少

根据国内报告，33% 的胰腺癌同时出现血糖升高，其中绝大部分是轻型或中型糖尿病，空腹血糖在 8.4 ~ 11.2 毫摩／升之间。有学者对胰腺癌患者进行了口服糖耐量试验，并结合临床进行分析，结果发现 80% ~ 90% 的胰腺癌患者都显示糖耐量试验异常。进一步分析，胰腺癌可手术切除组较不能切除组糖耐量的异常程度要轻，说明糖耐量试验可以提示胰腺癌病情严重程度。

胰腺癌为什么会引起糖尿病呢？其一，癌组织可破坏分泌胰岛素的胰岛细胞，也可造成胰管梗阻，导致胰岛纤维化，两种后果都会使胰岛素分泌减少或延迟；其二，胰腺癌可引发机体抗胰岛素机制，这种机制能削弱胰岛素的降糖作用，血糖因而升高。

◎糖尿病患者应该警惕的情况

（1）病程 5 年以上的糖尿病患者属于胰腺癌的危险人群；

（2）病程较长但一直控制满意，无其他原因病情加重，血糖升高，需要改用胰岛素者；

（3）新发现的糖尿病，消化道症状尤其是腹痛和体重下降明显者；

（4）年龄大于 50 岁的糖尿病患者；

（5）无糖尿病家族史，不肥胖，未用过激素类药物，这类原因不明的糖尿病患者，潜在发生胰腺癌的风险较大。

确诊为胰腺癌的患者应该警惕的：

（1）全面检查有无糖尿病存在，不要将全部症状推给胰腺癌了事，因为有些被认为是癌症引起的症状，可能是合并的糖尿病所引起；

（2）如果糖尿病诊断成立，在抗癌治疗同时，应该针对性治疗糖尿病，在输液中，加入适量胰岛素，可能改善糖尿病引起的部分症状；

（3）糖耐量试验有助于胰腺病预后的判断。

◎胰腺炎与糖尿病有拉扯

重症胰腺炎早期常有血糖升高、尿糖阳性的发现，而且权威专家认为入院时血糖超过 200 毫克％，是预后不良的重要指标之一。

胰腺的重度类症自然可以影响甚至破坏胰腺中分泌胰岛素的细胞，造成血糖升高，也有可能是释放了胰高血糖素或肾上腺皮质激素的结果。幸好急性期的这种改变，大多是暂时性的，经过合理治疗，大都可望恢复正常。

慢性胰腺炎大多病程比较长。发生糖尿病的机会比急性胰腺炎多。国外报告糖尿病合并率为 80%，国人为 46%。多数患者是在炎症 5～10 年后出现糖尿病的，结石性慢性胰腺炎糖耐量异常率比无结石者高，这与结石多出现于病程长、病情比较重的患者是一致的。慢性胰腺炎合并糖尿病时，其症状与一般糖尿病无异，血糖虽然比较容易波动，发生酮症者少见。

两者关系提示：

（1）重症胰腺炎与慢性胰腺炎患者，都应该重视血糖变化的情况；

（2）急、慢性胰腺炎治疗中，不应忽略控制血糖的治疗；

（3）血糖或尿糖的检测，或能作为胰腺疾病鉴别诊断的参考；

（4）血糖高低能部分反映急性胰腺炎的病情与预后；糖耐量试验能反映慢性胰腺炎病情的轻重。

◎胰腺炎与胰腺癌有瓜葛

慢性胰腺炎患者发生胰腺癌的概率比一般人高 1%～2%，慢性胰腺炎患者出现难以纠正的食欲不振，体重明显减轻，顽固性疼痛者，必须高度警惕发生胰腺癌的可能。

笔者挚友，一位才华出众的工程专家，两年前患急性坏死性胰腺炎，经过手术及内科治疗，完全康复正常工作。1 年后发现糖尿病，正规胰岛素治疗，虽然血糖控制得不错，但食欲不振，明显消瘦，一月内下降 5～6 千克，才引起警惕，最终确诊为胰腺癌，不幸辞世。

◎公开的秘密

近日学习肿瘤巨著《胃肠道肿瘤学：原理与实践》，得 Adsay 教授高见，认为急性胰腺炎——慢性胰腺炎——胰腺癌的发生有密切关系，并揭示相关危险因素如图示，圆圈大小表示疾病常见程度，重叠面积大小表示相关情况发生概率的多少，给人以深刻印象！

急性胰腺炎、慢性胰腺炎与胰腺癌关系示意图。阴影部分表示急性胰腺炎与慢性胰腺炎，慢性胰腺炎与胰腺癌之间的重叠程度。主要的发病危险因素在图上方标出。圆的大小大致表示三种疾病的发病率。

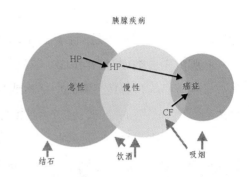

急性胰腺炎、慢性胰腺炎与胰腺癌关系示意图。阴影部分表示急性胰腺炎与慢性胰腺炎，慢性胰腺炎与胰腺癌的重叠程度。主要的病危险因素在图下方标出。圆的大小大致表示三种疾病的发病率。

点破秘密：一条藤上长的三个苦瓜！
温馨提示：顺藤摸、早发现、早处理、早康复！

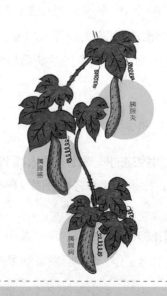

㉟ 老来瘦背后隐藏有麻烦

一般说来，人年纪大了，由于体力活动减少，退休后生活比较舒适安定，加上内分泌的改变（如性腺活动、甲状腺活力减弱），体重会有所增加，常听老人开玩笑说"发福"了。过度发胖会带来一些常见疾病，如高血压、高血脂、冠心病、糖尿病等的高发，所以也就有"有钱难买老来瘦"之论。

临床实践证明，"老来瘦"之句并不全面，容易让一些症状不典型的大病被忽略，还以为是好事呢！

哪些大病、常见病可能隐藏在"老来瘦"之后呢？

◎恶性肿瘤很隐蔽

恶性肿瘤可以发生于体内任何器官组织，虽症状各不相同，如支气管肺癌的咯血、膀胱癌的血尿等，但消瘦乃是其共有特点，不过有的出现早，有的出现晚，消瘦程度也有轻重之分，其中消化道肿瘤（包括食管、胃、大小肠、肝胆、胰腺）的影响突出，在其中的胰腺癌更是名列榜首，一月之内消瘦达十斤者不等。而各种恶性肿瘤均易发生在 45 岁之后，是众所周知的事实，消瘦常常出现在各种特征性征状出现之前而更容易被忽视。

◎糖尿病真不少

国内统计一般人群中，糖尿病高达 5% ～ 10%，中老年人比重不小。糖尿病患者体重下降者高达 41% ～ 57%。有些同志误以为吃多、喝多、尿多才是糖尿病确诊的根据，殊不知这"三多"的出现已非早期症状了！不少糖尿病患者是以"无原因"消瘦为首发症状的，使人所料不及。

◎结核病又抬头

近年来结核病呈明显上升趋势，包括肺结核、肠结核、盆腔结核等。肺结核的干咳、咯血，肠结核的腹泻、便秘或二者交替，妇科结核的腹痛、包块等特殊症状外，长期低热、盗汗常是结核病共有症状，此外就是消瘦，但消瘦程度和速度较慢，不及恶性肿瘤疾病显著。

◎慢性肝病没在意

包括乙肝、丙肝、肝硬化，此类患者常不自知，但多有食欲不振，特别是较顽固的恶心，疗效甚差，值得注意。有人以为化验过，肝功正常就可除外肝病了，这种看法并不全面。不少乙肝活动患者的肝功化验都是正常的。老年人如有长期饮酒的习惯，更应注意有无肝脏的损害，肝病饮酒等于火上浇油。

◎"甲亢"很生疏

74%的"甲亢"患者都有体重下降，厉害的几个月内下降20～30千克者有之。患者多有突眼、多汗、大便次数增多、手颤、食欲亢进等。部分老年患者以消瘦和反常的食欲不振为主要症状，可误诊为晚期癌症。

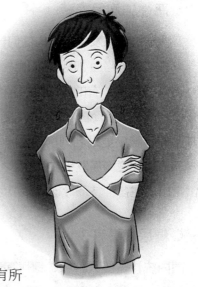

◎营养不良多忽视

本来老年人消化功能就弱化了，加上牙齿"年久失修"，饭菜及烹调方法不合老年人口味，长期营养素搭配不当，综合后果乃造成营养不良性消瘦，近来时有所见。老人如果吸烟，往往加重食欲不振。

　　几位深受笔者爱戴的老师，近日先后辞世，原发病并非绝症，而是普通又普通的小病，最后皆因营养不良，抵抗力低下而不治，令人倍感惋惜！！

　　确实是老来瘦了，第一不要大意。第二应该去医院做相关检查。下面附表是建议检查的项目可供参考，这样可以将大部分常见"老来瘦"的疾病网住。

"老来瘦"可以这么去检查

怀疑恶性肿瘤	胸部X线拍片、血液肿瘤标记物系列、腹部B超、胃镜、肠镜（或消化道钡餐透视） 女性：乳腺钼耙检查、子宫颈刮片
怀疑糖尿病	空腹及餐后2小时血糖，糖耐量试验
怀疑结核病	胸片、消化道钡餐透视、PPD皮试
怀疑肝病	肝功、乙肝免疫系列、甲肝抗体、丙肝抗体、甲胎蛋白、腹部B超
怀疑甲亢	甲状腺功能检查系列甲状腺B超
怀疑营养不良	血常规、肝功（包括血清蛋白、球蛋白）

㊵ 查癌，首先要走出误区

作为威胁人们生命的疾病，癌症高居第二位，癌症不仅十分常见，而且由于各种器官组织都可以发生癌症，所以临床表现可说是"五花八门"，还因为不少癌症常常是从良性病变，如炎症增生，经过量变到质变的长期过程而发生的，有"过渡"型存在，给界定癌症带来困难。极少量的癌细胞不但可隐藏于组织深处，混迹于正常细胞之中，发出的异常信息又微乎其微，正所谓"深居简出"……凡此种种，都是诊断，特别是早期诊断癌症的困难所在，一旦确诊，晚期居多，治疗效果很不理想。

因此，如何能早期发现癌症，是大家关心的热门话题。最近不时遇到一些急于检查癌症的朋友，他们常有一些相同而又实际的问题，希望得到解答，笔者将这些问题归纳如下，谈一些粗浅看法供参考。

◎没有一步到位的方法

有无"一步到位"的先进方法，能查出体内有无癌症，哪怕花钱多一些？

虽然这是世界各国科学家一直为之奋斗的课题，虽然个别癌症的确诊，已经取得了重要进展，但"通用卷"目前还没有。宣传的"一滴血查癌""高精尖仪器查癌"等，商业炒作成分多，可信度甚低。

◎CT、MRI、PET/CT 并非万能

做全身 CT 或磁共振（MRI）检查能一步到位查出各种癌症吗？

CT、MRI 的应用，确实大大提高了癌症的诊断水平，而且无痛苦，容易为患者接受，对于胸腹腔、盆腔内的实质性脏器，包括肺、肝、脾脏、胰腺、前列腺、肾脏、子宫及附件的肿瘤，脑和脊髓肿瘤以及浅表脏器，如骨、乳腺、甲状腺肿瘤等，达到一定体积时，能分别地加以辨认。PET/CT（正电子发射型 CT）可以发现一些癌症的代谢异常，B 超的功能大致相似。

然而对于早期病变、微小病变，特别是对管道脏器（如胃肠道）癌症的发现，这些新式武器就有些"力不从心"了！放射性损害，更是要重视的问题。

◎查血癌指标只能作参考

化验血，检查肿瘤标记物，癌症检查能一步到位吗？

肿瘤标记物的检查，是近年来一个热门课题。体内某些组织发生了肿瘤后，由于肿瘤组织的生物化学或免疫学反应，体内会产生某种特殊物质，通过检验血液而发现其存在，这就是肿瘤标记物产生的原理。这些标记物虽然含量极少，但目前采用精密方法，完全可以检测出来。最常化验、为大家熟悉的有：甲胎蛋白（AFP）、前列腺特异抗原（PSA）、CA19-9、癌胚抗原（CEA）等。

但问题在于，这些标记物的专一（特异）性并不是绝对的，首先是标记物的多源性，例如 CEA 不仅来源于结肠癌，也可以由乳腺癌甚至肺癌产生。其次，癌症时标记物升高也不是绝对，例如肝癌是甲胎蛋白含量升高的主要原因，但 20% ~ 30% 肝癌，甲胎蛋白并不升高，而肝炎、肝坏死等非肿瘤性疾病，也可以升高。第三，一些常见的肿瘤，目前尚无较灵敏的标记物可查。

全面的看法是，标记物检查对某个肿瘤有重要参考价值，也不是诊断癌症"一步到位"的手段。

◎健康检查不能代替专项查癌

健康检查能否代替"一步到位"的癌症检查？

健康检查目前十分走红，个别公司甚至宣传可以查癌，曾经遇见拿着健康检

查"正常"厚厚资料袋的患者，1～2周后却被确诊为癌症，患者和家属都十分困惑不解。

健康检查，不论是哪一种规格的"套餐"，其检查项目是预先设定的，虽然也考虑了某些特点，如年龄、性别，更多要估算的是检查费用。健康检查不是癌普查，结合临床的针对性不强，一些重要脏器如胃肠道、颅脑、某些内分泌腺的检查，也不包括在一般健康检查之内。如果说健康检查是公式化的"套餐"的话，针对性查癌则是精心挑选的"点菜"了。

◎癌症没有共同症状

癌症有没有什么共同的症状，一旦出现就知道是癌症？

答案是否定的。体内各种器官都可以发生癌症，由于器官的解剖、生理功能各不相同，所以主要症状多种多样，例如咯血常是肺癌的早期症状，而肝癌早期症状，却是右上腹部不适。同样是肺癌，有的早期表现却是顽固性咳嗽。即使是同一种癌症，因为病期不同，症状也相去甚远。明显消瘦、乏力、严重贫血，固然是多种癌症所共有症状，但没有特异性，更非早期表现。

◎早检查虽好，不等于"早癌"

出现症状，马上就查，不耽误时间，可以发现"早癌"了吧？

有症状，早看早查当然好，但并不等于发现的都是早癌，危险的是，很多早癌并无症状。早癌主要是由病理标本的显微镜检查来确定的，例如早期大肠癌，是指癌细胞的侵犯只限于黏膜层，而且没有淋巴结转移。早癌与看病、确诊早晚，不能画等号，不过早看病，早检查发现早癌机会多一些。许多研究证明，主动查癌（不是一般健康检查），比有了症状去看病，查出早癌的概率要高得多，德国一项用大便隐血加结肠镜的方法，查普通人群或危险人群，发现的结肠癌85%以上都是早癌，这些患者治疗效果非常好，和有了症状去看门诊发现的大肠癌患者，有"天壤之别"。日本在早期胃癌的发现上，也有相同的成功经验，居世界领先水平。笔者把这种方法称为"主动查癌"。

◎主动查癌有重点

人人都要"主动查癌"吗?

当然不是。任何事都有个重点，建议两种情况的朋友，应该"主动查癌"。

一是"危险人群"，二是出现了可疑症状者。

"危险人群"，是指得某种癌症概率比一般人群高的群体，常常并无症状。"危险人群"是经过长期流行病学调查，和临床观察为医学界确定的。各种癌症有其特定的"危险人群"，例如：乙型肝炎、肝硬化、乙型肝炎和长期大量饮酒者，均属肝癌"危险人群"，而肺癌的"危险人群"则是长期吸烟，慢性肺结核病、支气管扩张及尘肺患者等。平时多看看医学科普杂志，可以获得这方面的知识，就像照镜子一样，以便对照自己。

◎查癌去何处好?

"主动查癌"上哪里去好？

查癌是一个细致过程，专业性强，显然不是体检中心能完成的。笔者建议主动查病到二甲以上医院专科，如呼吸科、消化科、泌尿科去，也可考虑去相应专科医院，如肿瘤医院、妇产科医院、胸科医院等，因为他们整天接触专科患者，敏感度高，医院有其他专业，可以会诊，互补长短，这是体检中心无法具备的。

"不入虎穴，焉得虎子"啊！某些检查有时需要重复，或者过一定时间再回来观察（随访），对于查癌来说都是必要的，这正是医生负责任的表现，不要嫌麻烦。

"镜子"要常照，警惕莫放松。

主动出击好，癌症无处藏。

㊶ 饭，别再这么吃了

吃饭，是养生保健第一大事，常言道"人是铁，饭是钢，不吃心里慌"，今天生活水平提高，不再是"填饱肚子"的标准了。吃，要吃得有质量。什么食物营养好？什么食物有保健效果、能治病？哪些食物有"配伍禁忌"？……都是当今热门话题。

这些问题的核心，就是"如何发挥吃饭最佳功效"，时髦话叫做"提高效价比"。在什么情况下吃？怎么个吃法？是提高"效价比"的重要方面，再好的食物，吃得不对头，于人无益甚至还会坏事，这种情况并非少见，只是"习以为常"罢了！

了解某些"习以为常"的吃饭方式不科学在那里，有什么害处，倡导科学吃饭，不用花钱，就能提高吃饭的"效价比"，你我何乐而不为呢？

◎ "餐前洗胃"不靠谱

据说：餐前大量喝水可以冲洗胃肠道好吃饭，饭后喝水可以解毒。

科学道理：此言差矣！餐前洗手，绝对必须，餐前清洗胃肠道绝对不需要。餐前的胃肠道已经为吃饭做好了各方面的准备：有足够浓度的胃酸，满足杀菌消毒要求；有足量的胃蛋白酶在这种酸性环境中，活力大增，能够充分进行蛋白质的第一步消化；胃也腾空了地方，准备迎接饮食的到来。

大量的水进到胃里，胃酸被稀释冲淡，杀菌能力减弱了，蛋白质消化困难了，装饮食的空间被水占满了，出现了假"饱足感"，常说水都喝饱了，这是实话，怎么能提高食物的效价比呀？

正餐前喝少量味美的肉（菜）汤，或小小一盅加饭酒，可以促进胃液分泌，帮助食物消化，符合消化生理学。

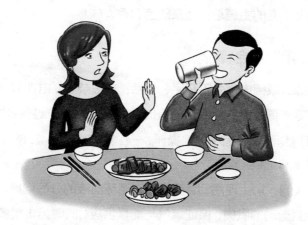

◎ "餐桌教子"不可取

如今教育孩子是大事，平时见面机会少，节假日或晚餐桌上成了调教、算账的场所，成绩不好、没按时完成作业、调皮捣蛋……一一摊牌，弄得大人生气、孩子难过。

这里说"之类"，大人之间也不乏类似情况，只是主题不同而已：经济紧张、单位或邻里不快、家庭购物意见分歧，甚至一些"鸡毛蒜皮"的事……虽然不至于涕泪交流，但伤了和气，面红耳赤收场则是常事，欢乐餐桌，硝烟弥漫，扫兴收场。

至于猜拳行令、大闹餐馆，且不说害了旁人，也许有点快乐，却是过度兴奋，无非是上面那一幕的翻版。

这些，你说隔着肚皮的胃肠道会怎么样呢？

科学道理：胃肠道运动，消化液分泌，营养物质吸收，无一不和高级神经活动的喜怒哀乐密切相关，见到、闻到色美味香的食物，正常情况下，消化活动就会开始有效、适度地运行，一旦剧烈精神刺激，会使这些活动"戛然终止"，科学家早就观察到：此时此刻胃液不再分泌，肠道停止蠕动，由于刺激的不同，或兴奋、激动，或忧郁、悲伤，胃肠道也跟人脸面同步，有时唱"红脸"（血管突然过度扩张），有时"唱白脸"（血管剧烈收缩），甚至出现逆蠕动等等，临床上表现出来的则是胃口消失、呕吐、腹痛、腹泻，哪里还谈得上营养吸收啊！

建议：不愉快和"过度愉快"的事，别上餐桌搅局，发布些轻松愉快的好消息，别忘了餐桌上不变的主题是：饭菜的色、香、味！

◎ "一心二用"不合算

或因工作忙碌，或因内容爱不释手，包括：书报杂志、电视节目、手机游戏、微信更是新宠。笔者偶于一家快餐店吃饭时做过统计，14位进餐者中有6位嘴巴吃着，而眼睛却盯着屏幕，手指不停地操作，一心多用率高达42.8%，"一心多用"，据说可以不失时（间）机（会）。

科学道理： 人们一切生理活动，都伴随有循环血液的分配问题，体育运动时，血液会相对集中到运动的肌肉，保证氧气与能量供应；同时运走增多的代谢废物。吃饭时血液重点转移到了胃肠道，如果心思用到别的方面，就会"分流"掉本该充足供应胃肠道的血液，使消化活动各方面的功能都受到影响，久之必然会出现消化不良等疾病。

这个时间账算对了吗？

如果在餐厅播放一些柔和、优美的音乐，或美化进餐环境，效果就会完全不同了，受到善待的胃肠道，当然会有良好的应答。

◎ "狼吞虎咽"是"退化"

或因太忙，或因牙齿年久失修，将饭菜囫囵吞下，哪里知道酸甜苦辣，吃饭任务是快速完成了，立马就觉得胃部顶胀不适。

科学道理： 细嚼慢咽是消化过程第一步，其生理功能不能小视，首先它可以清理进入口腔的有害异物，甚至毒物；其次进行机械加工，使原来粗糙、坚硬、大块的食物，变成细腻、柔软、细小的碎渣，与唾液混合后，便于吞咽，减轻了胃加工的负担；其三，充分咀嚼是后续消化活动的"启动器"，它通过神经传递信息，启动唾液、胃液、胰液等的分泌，准备迎接食物到来，没有启动的这一步，消化难以进行得充分，埋下了消化不良的隐患。进餐速度太快，大脑饥饱中枢未能及时接受饱的信息，往往不知不觉摄入热量就过度了。

带着对狼吞虎咽的疑问，专门请教过兽医专家，他告诉笔者，狼与虎吃食物确实不经过咀嚼，而是把消化任务留给后续的胃肠道去完成。人类的咀嚼是消化活动高度进化的表现，是一种更为精确的分工，所以"囫囵吞枣"是消化生理的倒退。然而吃得不当，强壮如狼、虎者，照样也会患上消化不良，医学专家如是说。

◎ "缺餐少顿"疾病来

或因入睡太晚，或因起床太迟，急急忙忙要上班，只得"牺牲"早饭了，也许并不情愿。

害怕肥胖不美，要求苗条、曲线，就拿晚餐"彻底开刀"，据说可以减肥。

科学道理：一日三餐或两餐，老外还要加上午与下午茶，都是世世代代的进食方式，消化活动已经成为一种条件反射，每到开饭时间，健康的消化系统就会忙碌起来，包括消化液分泌、胃肠道蠕动，以及相关的神经信息的传递等，一齐恭候食物的到来。经常缺餐少顿，必然会打乱这一规律性活动，消化活动开了，不见食物到位，食物突然来了，消化活动或"关机"或没"开机"，就是这么"阴差阳错"着。

早餐被称为黄金餐，其作用不可替代，因为一天主要活动大多在上午，需要充足的能量供应，早餐前的血糖也降到需要进食的水平。长期不吃早餐会造成营养缺乏，引起低血糖，影响儿童、青少年的认知能力与成年人的记忆力；胃酸得不到食物的中和，易致胃炎、溃疡病、消化不良；因为没有食物刺激，胆汁不排泄而过度浓缩，则是生成胆结石的原因；钙摄入不足，容易发生骨质疏松。不吃晚餐出现的情况大致类似。

研究发现，靠完全不吃早（晚）餐减肥，不仅达不到体重控制的目的，对有肥胖基因的人来说，结果适得其反，会导致体重增加。

要达到控制体重，须靠"吃好，吃饱"。

◎ 吃饱、吃好有标准

怎么才算吃好？绝不是餐餐大鱼、大肉，更不是常吃"肯德基"，所谓好，应该是食物质量能达到营养平衡的要求。我国营养专家指出，营养平衡的食物，必须包括谷薯类、蔬菜与水果类、奶与奶制品及畜禽鱼肉四大类,而以前两类为主。

最近1份全国性20万人的膳食营养状况报告指出,10年来大人饮食结构失调西化,小孩受影响更多,谷类主食摄入过少,动物性食物,特别是猪肉摄入过多,如此种种平均使每位男人胖了1.6千克,女人胖了1.8千克,小胖墩随处可见,这样下去,怎么得了?

吃好,除了食物"质"之外,还有一个"量"与(总热量)分配的问题,也就是饱的问题。饱是消化活动引起大脑视丘下部饱感中枢的反应,受多种因素的影响,所以"饱"并不等于科学的生理需要量。近年来根据动物实验与临床流行病学调查结果,科学家都有一个共识,认为节食不但是减少疾病,如癌症、肥胖、心肌梗死、脑梗等的有效方法,也是长寿的"良药"。说"节食"绝非"饥饿疗法",而是要节制饮食的总热量,饱,更不用说过饱(吃撑)总热量就超量了。计算着热量吃饭虽然准确,但实行起来有困难,一般认为每餐6~7成饱大致符合这个标准,也就是平常说的,"没饱,还欠那么一点"就行了!

一天总热量妥当分配也很重要,建议早中晚三餐按3∶5∶2来分配,长期晚餐过于丰腴,则是肥胖的原因。大致还是平日所说的"老三句":**早餐吃好,午餐吃饱,晚餐吃少**。

笔者试把这一小节的内容对应"老三句"来个"新三句":

成分齐全、数量适中、分配恰当。

健康生活,快乐养生,请从吃饭开始!

🔢 早餐，我们非吃不可

为什么要吃早餐似乎是个不成问题的问题，连幼儿园的孩子都知道不吃饭肚子饿，其实不吃早餐确实是个问题，因为第一，不吃早餐的大有人在，据调查，北京、上海、广州成年人中 不吃早餐者占 9.5% ～ 25.2%，令人忧虑的是，我们的青少年中不吃早餐的（简写"不吃族"）还更高一些，北京中学男生为 25.8%，女生为 21.6%，上海稍低，相应为 11.4% 与 13.3%。第二，"不吃族"还美其名曰，无大害论、可补偿说、习惯论等。第三，其中多数人诉苦没时间吃，这也是大实话，觉都没睡够，争分夺秒抢时间么！顾不上那么多了。

因此，把这个看似不成问题的重要性讲清，给"不吃族"提个醒，对健康肯定有好处。

◎全身能量需要

每日全身能量所需比较合理的分配大致是：早餐：午餐：晚餐 =3：5：2，所以营养学家指出早餐不是一般的重要，而是很重要，称为黄金早餐，因为关系到营养摄入、健康状况与工作效率。早餐距离前一餐时间最长，一般超过 12 小时，这时体内供应能量的葡萄糖已消耗殆尽，而上午不论是体力还是脑力劳动，都是每天工作量最大的时间段，如果此时得不到及时补充，就会发生低血糖反应，出现头晕、心慌、恶心、注意力不集中等症状。

把早餐营养摄入量"叠加"到午（晚）餐，势必增加消化系统的负担或不当营养积累，显然于健康不利。

研究证明，早餐提供的营养素很难在其他餐次中得到补充，早餐质与量的不足是引起全天能量与营养素摄入不足的主要原因之一，对于儿童就更为明显，影响其生长发育。

◎大脑活动需要

大脑是人体最高司令部，指挥着人体的各种活动，不仅是体力方面，还包括神经、精神、智力活动，大脑神经细胞什么都不"吃"，只"吃"葡萄糖来供应能量。

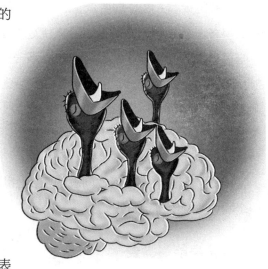

经过一夜睡眠，不但供应大脑的葡萄糖已经达到最低水平，储备的肝糖原也"所剩无几"，大脑细胞正处于"嗷嗷待哺"之际。

1000亿个脑细胞中的100万个"钾钠泵"在忙于传输信息时，需要从早餐中补充原料和能量，否则大脑的活动只得被迫部分"关机"了！

"关机"的结果，人会变得暴躁、易怒、反应迟钝。美国的调查表明，许多车祸的发生都与肇事者血糖水平过低有关，或许还与此时胰岛素分泌增加有关（见后），其后果竟与酒驾同样危险！他们还对智商、食宿环境相似的大学生进行研究，发现按成绩顺序排列，"不吃族"比吃早餐者低22位，若以百分点计算，也低4.2个百分点。吃早餐的儿童，近期记忆力、数学测试成绩比不吃早餐儿童好，早餐能量摄入充足小学生的身体耐力、加法运算与数字核对、逻辑判断能力都优于能量摄入不足的小学生。爱孩子的父母不知道注意到了没有？

所以对于各种年龄的人来说，大脑神经细胞都是饿不得的！

◎防胃病需要

75% 的胃酸是在晚 8 点到早 8 点分泌的，也就是说清早胃内有相当多的胃酸存留，如果不吃早餐，高胃酸得不到食物中和，会对胃黏膜造成损害，或使原有胃病变加重，而高质量的早餐不但供给了能量，而且是最好的胃酸"中和剂"，对于靠"消化药片"才能消化的人，吃好早餐无疑就是一剂好的助消化药。

早餐不吃或质量不高，午餐甚至晚餐常常要多吃来补偿，两次的活一次来干必然会增加消化系统的负担，打乱其生理活动规律，久而久之埋下了胃炎、溃疡病、消化不良的祸根。我国农村与城市胃癌流行病学调查表明，三餐不定时就是胃癌的危险因素。

◎防病、减肥需要

清晨空腹时，胆汁中胆固醇饱和度特别高，胆汁酸分泌也少，所以胆固醇溶解慢，很容易析出形成胆结石，吃早餐不但有利于高胆固醇胆汁的排泄，而且促进胆汁酸分泌，有利于胆固醇的稳定。

长期不吃早餐使血液胆固醇、β-凝血球蛋白升高（是吃早餐者的 3 倍），前者是动脉硬化的重要原因；后者促进血栓形成，两者都是心肌梗死与脑血管意外的危险因素。

骨质疏松的发生与不吃早餐关系密切，因为含钙较高的奶类，一般都从早餐中摄取，钙摄取不足，对于骨发育期的青少年，会影响骨质量储备，对生长发育不利，也为成年后的骨质疏松埋下祸根。

有人以不吃早餐来减肥，结果反倒会"减"出肥胖来，因为饥饿时间过长，大脑摄食中枢不断受到刺激而产生空腹感，此时吃下的食物不仅最容易被吸收，也最容易形成皮下脂肪堆积、造成肥胖。日本的相扑运动员个个都是极度肥胖，体重高达 100 千克以上，就是采用不吃早餐先练功夫，到中午饱食一顿，然后休息、睡大觉来达到"追肥"目的的。

最近美国学者报告，体重超重的女性，如果每天都吃早餐，有助于降低患糖尿病的风险。反之，如果不吃早餐，胰岛素的分泌反应就会越来越迟钝，比较容易患糖尿病，不吃早餐时，血糖值上升 12%，午餐后血糖值更会大幅上升。

研究者让 160 位体重平均 85 千克的肥胖女士,每日摄入 2000 千卡热量,每半年改变 1 次三餐的热量分配比例,结果发现:早餐 30%、午餐 50%、晚餐 20% 的热量摄入比例,最有益于减肥,能使体重平均下降 15%。而其他方法如,高热量早餐、不吃早餐等,都使体重"稳中有升"。可见合理热量分配的早餐,有益于控制体重并帮助减肥!这使笔者想起当今选手机号还是车牌号都要挑选吉祥数字,这个 30% 真是一个有利于健康、货真价实的吉祥数字啊!

看来有 N 个理由必须吃早餐,没有一个根据支持"不吃族"!

◎吃好早餐"四要一不要"

下面简要地介绍一下早餐怎么才算吃好?请记住"四要一不要"。

一要吃饱:前面说过,早餐摄入的热量占全天的 30%,主要靠食物中碳水化合物供给,所以早餐要有馒头、面包、面条、粥等淀粉类食物。

二要有一定量的蛋白质:蛋白质是维持各种生理活动以及修复病变不可替代的营养素,早餐应该有一些高质量蛋白质的食物如牛奶、鸡蛋、肉松、鱼松、豆制品等。

三要补充一些维生素:应该以蔬菜与水果来补充维生素,根据不同胃口可吃凉拌黄瓜、生菜、西红柿、酸辣白菜等与少量水果。

四要干稀搭配好:经过一夜。机体处于相对缺水状态,消化液分泌也需要水分,所以不应只"啃干的"而忽视补充水分,喝牛奶、豆浆显然能收到双重好处。

一不要:营养学家,特别是中医提醒大家,早餐最好吃得温热、暖和些,不要大清早就喝冷饮、吃冷食,免得寒气伤了脾胃,不利于消化。

搞清楚了科学道理,期盼"不吃早餐族"成员,有更多人能觉悟,加入到吃早餐行列中来!

㊸ 老司机为何找不到自己的病房？

◎老司机得了坏死性胰腺炎

王师傅从急诊室被送进了消化科10号病房。

他是一位有15年驾龄的老司机，今年40岁。一天前他参加婚礼筵席，不但饱餐美味佳肴，因为不开车也就开怀畅饮。没料到回家后突发剧烈上腹痛，这种持续痛让这位汉子也撑不住了，掏心般呕吐和捆扎样左腰背痛，使他感到呼吸都有些困难，在某大医院急诊检查，不但体温高，白细胞高，血淀粉酶高，血钙却低于正常，CT及B超均诊断为急性坏死性胰腺炎。

10号病房是个向南的双人间，西隔壁就是中英文名称高悬的重症监护病房。对面就是护理站，白色病房门上只有阿拉伯数字10，司机对标志最为敏感，这一切可谓标志鲜明。

经过积极抢救，王师傅的病情好转。第3天他执意要去楼内蹲位厕所解手，好在厕所距10号病房也近，谁知解手回来跑到监护室东侧的9号病房去了，陪人把他拉了回来。2天之后"故技重演"，不过这次是在宽敞明亮的走廊中徘徊……

◎大脑挨了胰腺炎的"子弹"

第2天正好是教授查房，病区的医护人员把这件怪事作了汇报：

"教授，人常说，认路、辨方向是司机的强项，同事们也说，王师傅从未迷过路，可这次……"

教授说："这是胰性脑病的表现，见于较重的急性胰腺炎、胰腺癌。这种现象其实并不少见，只是有时症状轻微常被忽视。具体讲王师傅的表现属定向力障碍，定向是一种综合性的高级神经活动，要有视觉、距离判断、形态、数字记忆的综合参与，而这些活动的前提是必须有一个健全的大脑活动，王师傅的问题就出在最高司令部。""大脑是由众多的神经细胞构成的"，教授接着说，"大脑的生化成分中，磷脂与蛋白质最丰富，因为大脑的极端重要性，由一个强力屏障系统——血脑屏障将大脑与血中各种有害物质隔离而加以保护……"

一位实习大夫问："这种结构与急性胰腺炎、胰性脑病有什么关系呢？"

"如果把胰性脑病的发生比作打靶，刚刚说了'靶子'——大脑，下面该说'子弹'了。原来胰腺中含有十几种酶，蛋白酶类消化蛋白质，脂酶消化脂类，弹力酶消化血管……平时它们也还安分守己，一旦胰腺发生病变，它们就变脸了，对胰腺本身乱杀乱砍起来，胰腺炎就越来越重了。"

"子弹怎么打到脑子去了？它们隔得那么远！"不知谁插问一句。

教授说："别忘了，胰腺的血液供应十分丰富，胰腺炎时血管被破坏，'子弹们'随血流而上，先破坏血脑屏障，继而直袭脑细胞膜的磷脂结构和血管完整性，其中最凶狠的'子弹'要算磷脂酶 A2 与 PAF 了。"

◎挨了"子弹"后大脑的病态

"请教授介绍一下胰性脑病的临床表现。"有人说。"好，胰性脑病症状五花八门，除定向力障碍外，还有烦躁不安，意识模糊，谵妄（胡言乱语）、抑郁、恐惧、妄想、幻觉，甚至精神错乱……程度可轻可重。"一位实习生补充说："王师傅入院时说话'磕磕巴巴'，还有病理反射呢！"教授接着说："上面讲的是精神症状，语言障碍也是一种表现。神经系统检查还可发现动作不协调、发抖、四肢强直发硬、肌肉疼痛、神经反射异常、头痛，甚至抽风。我想强调一点的就是，这些异常唯有在细心观察、对比时才能发现。"

◎如何治疗胰腺脑病？

"治疗方面，根本在于积极治疗胰腺炎。近年来使用的生长激素抑素（施他宁、奥曲肽）以及加贝酯均有较好疗效。其他降脑压、改善脑细胞代谢、给氧、镇静也不可少，你们都用上了。至于预防，关键是预防急性胰腺炎的发生：不暴饮暴食、戒酒、治疗胆道疾病、降低血脂等都有一定的作用。"大家都表示同意。

后记：10天后王师傅的症状完全消失，谈及前几天"不得其门而入"的事，竟一无所知，还说他开车多年从未迷过路，大家报之一笑。

㊹ 胰腺哭诉：我也害怕药物伤害

◎我的身世

我叫胰腺，在消化系家族中，论知名度远不如大哥肝脏、二哥胃，甚至不如小弟阑尾；论个头，也不及老大老二；论地位，它们都在明处，我却窝在腹膜后十二指肠弯弯里；论对主人的贡献，老大老二在明处干，而我却整日默默无闻地工作，消化营养物质——蛋白质、糖、脂肪，还调控着血液中的葡萄糖。没有我，再好的营养物质人体也不能吸收利用。

我身长12～15厘米，体重85～95克，光身子没包膜，分头、颈、尾、体4部分。我的躯体84%由腺泡构成，它们可以制造10余种消化酶，通过管道进入十二指肠工作，算是陆路运输吧！另一部分称胰岛，杂居在腺泡之中，由不同种类细胞构成，分泌著名的胰岛素、胰高血糖素、生长素抑素等，激素直接进入血液（水路），故称内分泌。说我是"水陆两栖运兵船"，正对！

现在不少人都知道，肝、胃怕药物伤害，其实，我也和它们一样怕药物伤害，可惜知道此点同情我的人不多，甚至一些医生也很粗暴，他们往往匆匆忙忙给人们治疗各种疾病，却无视对我的伤害，我真是有苦难言！

◎酒把我害苦了

在伤害我的药物中第一个就是酒精（乙醇）。当今国人喝酒的人数越来越多，酒量也越来越大。据统计1年喝掉的酒量相当1个西湖！乙醇刺激我的导管增生、水肿，还使胰管在肠道开口的"闸门"痉挛打不开，造成了胰腺分泌的消化酶输送不畅。另一方面，乙醇促使消化酶分泌增加，使腺泡退化。第三方面，乙醇还使胆汁、肠液倒流到胰腺中，结果大量排不出去的消化酶，剧烈地消化我的自身，此时，急性胰腺炎就发生了。主人会出现持续、剧烈的上腹痛，恶心、呕吐、发热，甚至出现黄疸，严重的还可发生休克、突然死亡。这时不少医生误认为是二哥（胃）得了病，却不知道是我在受煎熬！炎症如果成了慢性，我自然再没精力给主人制造消化酶了，主人常常抱怨腹胀、腹满、消化不良，久之则衰弱、消瘦。一旦炎症、药物破坏了胰岛细胞，我自然没法制造够质够量的胰岛素，血糖因而失控，主人就会患糖尿病了，有时还莫明其妙找不出糖尿病的原因在哪里呢！

◎这些药也在伤害我

下面是伤害药物初步清单：

利尿剂：氯噻嗪、氢氯噻嗪（双氢克尿塞）、氯噻酮、利尿酸（依他尼酸）、速尿（呋塞米）。

激素及代谢药：肾上腺皮质激素类、降糖灵（苯乙双胍）、求偶素、苯丙胺、赛庚啶。

免疫抑制剂：硫唑嘌呤、巯嘌呤、L-门冬酰胺酶。

抗生素及抗结核药：磺胺、异烟肼（雷米封）、利福平。

解热止痛药：水杨酸盐、消炎痛（吲哚美辛）、扑热息痛（对乙酰氨基酚）。

其他：普鲁卡因酰胺、二氮嗪、消胆胺、甲氰咪胍、抗凝剂、胆碱酯酶抑制剂。